我和抑郁症的3000天

〔韩〕李荷妮◎著　高　莹◎译

北京科学技术出版社

著作权合同登记号　图字：01-2024-2320

图书在版编目（CIP）数据

我和抑郁症的3000天 / (韩) 李荷妮著；高莹译.
北京：北京科学技术出版社, 2024. -- ISBN 978-7
-5714-4020-6

Ⅰ. R749. 405

中国国家版本馆CIP数据核字第20248LZ853号

策划编辑：崔晓燕	电　话：	0086-10-66135495（总编室）
责任编辑：崔晓燕		0086-10-66113227（发行部）
责任校对：贾　荣	网　址：	www.bkydw.cn
图文制作：天露霖文化	印　刷：	北京中科印刷有限公司
责任印制：吕　越	开　本：	850 mm × 1168 mm　1/32
出 版 人：曾庆宇	字　数：	179千字
出版发行：北京科学技术出版社	印　张：	7.75
社　　址：北京西直门南大街16号	版　次：	2024年9月第1版
邮政编码：100035	印　次：	2024年9月第1次印刷
ISBN 978-7-5714-4020-6		

定　价：59.00元

通过本书，希望能够打破社会对
精神疾病的偏见

很高兴这本书能够出版。当我和我的同事们努力消除社会对精神科、精神疾病和药物治疗的偏见时，始终存在着我们无法打破的壁垒，那就是患者对精神科医生的不信任。尽管我们向患者讲述了诊室里的真实病例，往往却被患者质疑"你是医生才这么说，你又不是患者，并不清楚患者的感受"。因此，我一直期待有患者愿意站出来，勇敢说出自己真实的故事。

本书不仅讲述了作者如何直面抑郁症、双相情感障碍，还介绍了如何消除社会对精神疾病的偏见，文字非常有力量。作为一个先行者，作者为那些刚刚开始这段艰难旅程的人解答了疑问，并提供了温暖而实用的建议。希望这本书，以及作者的行动能够打破社会对精神疾病的偏见。

金志勇，精神医学科医生

治疗还在继续，生活也在继续

这本书最令人钦佩之处在于，作者并没有将自己的经历视为不幸。一个能意识到自己患病并积极寻求治疗的人，不是不幸的，而是坚强的。作者如同在写新闻报道一样，平静地记录着自己的治疗故事，读起来像是一首悠扬的乐章，既有静谧的旋律，又不失激昂的情感。我非常喜欢书中作者对病友们的采访内容，一想到作者起初无助地躺在病房里，直到注意到身边的病友们，随后发生改变，开始观察病友们，对他们充满好奇并提出问题，我的心都要碎了。谢谢作者伸出援助之手，也谢谢抓住那双手的朋友们。我们并不奇怪，也并不孤单。治疗仍在继续，只因生活还在继续。

徐橘，《神奇的抑郁自白书》作者

因为抑郁症，我更加了解自己

　　精神疾病的分类编码通常以F开头，我"身兼"多个F编码，因不同的医生和诊断时期，诊断出的精神病名称也略有不同。4年前，在首次接受诊断时，我被诊断为混合性焦虑与抑郁障碍（F41.2）。同时，在另一家医院里就诊，我被诊断为抑郁发作（F32.0）和强迫症（F42.0）。最近，我则被诊断为双相情感障碍（F31.3），以抑郁症状为主。

　　自从被贴上这些F编码的标签以来，我的生活发生了翻天覆地的变化。也许有人会觉得，不过是患抑郁症而已，不至于让生活发生巨大变化，但对我来说，生活确实和那之前截然不同。正如女性主义作家苏珊·温德尔在其著作《被拒绝的身体》（The Rejected Body）中写道："痛苦能为我们的人生带来最重要的教训，我们应该感谢它，因为它促使我们发生改变。"对我而言，抑郁症是我的痛苦之源。

如果悲伤程度可以量化，曾经最疼爱我的外公的离世就是我经历的最大悲伤，但当时我只是悲伤，身体并没有出现异常的症状。

我出生在一个普通家庭，并且从小就读于一所代案学校①，所以我在学业上的压力比公立学校的学生要小很多。度过了一个毫无压力的青春期后，我勉强考入大学，但以较低学分毕业。

在大学毕业后的一段时间里，我处于待业状态，白天学习充实自己，晚上则会做些兼职工作来维持生活。妈妈

①代案学校：以学业中断或无法适应应试教育、希望接受个性化教育的学生为招收对象，并开展工作实习、人性教育、个人素质提升、潜能开发等多样化教育活动。

有时看到我这样辛苦，会忍不住落泪，但我自己并不觉得有多么艰难。我既然无法改变现状，那就选择去适应它，也没有什么值得特别担忧和悲伤的。幸运的是，我最终找到了一份报社的工作。一直以来，我随波逐流地生活，但也没出什么岔子，所以傲慢地认为"生活没什么大不了的"。但是现在，**我终于明白能够过上平稳顺遂的生活，也是要拼尽全力的。**

有一天，我突然患了抑郁症。由于没有发生什么特别的事情，所以我找不到患抑郁症的原因。医生跟我说："即使没有特殊原因也有可能患抑郁症。"患抑郁症前，我从未认真思考过任何事情，但自从患抑郁症大脑中就出现一连串问题：我为什么活着？一天当中有一半以上的时间都在工作，难道活着就是为了工作吗？这也太不幸了，我还应该继续活下去吗？

这些无解的问题让我感到沮丧，对所有事情都失去了兴趣，生活中的每一个瞬间都变得毫无意义且痛苦不堪，我无时无刻不在渴望回到从前没有患抑郁症的时候。虽然患抑郁症后，我也有所成长，但我更喜欢之前没有患抑郁症的自己。**既然不能一死了之，那么我就要想办法让自己活得不再那么痛苦。**

我有生以来第一次花时间去思考活着的意义。先不考虑如何才能好好活着，这离我很遥远，现在更迫切的是为了活下去，我必须了解自己喜欢什么、讨厌什么，这样才能尽量少做自己讨厌的事来减轻压力。然而，即便完全不做自己讨厌的事，也没有太多帮助。即使是做自己喜欢的事，也要考虑是否真的给自己带来好处，比如尽管我喜欢睡觉，但整天睡觉是有百害而无一利的。

自从患了抑郁症，我开始将注意力集中在自己身上。现在感觉如何？为什么有这样的感觉？这对我有帮助吗？通过这些问题，我更加了解自己，我这辈子从未这么关注过自己。然而，我对自己的关注，既是优点，也是缺点，因为每做一件事情，都要深思熟虑，令我感到疲倦。身体只要出现一点异常症状，我就开始担忧起来。比如我一耳鸣，就开始担心会不会出现幻听，因为我曾听一位精神分裂患者说，刚开始只是耳鸣，但后来就会听到一些声音。

有一天晚上，我在家附近的中浪川跑步道上散步，看到跑步的人很多，我也产生了跑步的念头，于是就跑了约10分钟，跑步比走路更能感受到风的吹拂。在那之前，我从未有过漫无目的地跑步，甚至在高中时都没有在操场上跑过步。几天后，我怀念风吹在脸上的清爽感，于是又去跑了20分钟。又隔了几天，我去跑了20分钟左右，却突然担心起来，为什么要做一些平时不做的事情呢？这会不会是躁狂症的早期症状呢？要是这样继续下去的话，我会不会消耗掉能量并转为重度抑郁症呢？几天后，我和医生诉说了这些顾虑。

"医生，我最近晚上开始跑步了，这是不是躁狂症的早期症状呢？"

"你多久跑一次，每次跑多长时间？"

"每隔两天跑一次，每次跑20分钟左右。"

"跑步为什么会让你担心是躁狂症呢？"

医生笑着问我，我感到不好意思，尴尬地笑了笑。我只是在晚上跑了20分钟左右就联想到躁狂症，还担心会消耗掉能量。这种程度的运动没什么大惊小怪的，但如果连续走10个小时就有点奇怪了。抑郁症患者就是如此，会因没有缘由的事情而担心和焦虑。

抑郁症给我带来的并不只有坏处，也有好处。在深入了解自己后，我做决定会更加从容。虽然并不是每件事都能果断做出决定，但只要根据自己的喜好来做决定，我就觉得很舒适，反而变得更加独立自主了。

朋友慧美说，她患抑郁症后对生病的人更有同理心了。另一位患双相情感障碍的朋友志勋说："在地铁上看到有人大声自言自语时，我就会想到那个人现在一定很痛苦。"我也是如此，现在更加有同理心了。过去，我仅仅是在理智上理解每个人都有脆弱的一面，对痛苦的感受程度各不相同。

我曾经因为身上"挂了"一大串F编码而深信人生完蛋了。谁会喜欢一个有病的人呢？我甚至连保险都买不了（在韩国，精神疾病患者需要在精神科治疗3～5年后才能购买保险）。如果我无法更换工作怎么办？我估计以后是彻底结不了婚了。

但是，我应该回到患抑郁症之前的生活状态，找回以前对生活的态度、设定的短期和长期的目标，以及对未来的规划，等等。只有回到患抑郁症之前的生活状态，才是我应该拥有的人生。

韩国诗人李晟馥在他的诗集《滚石何时醒来？》中写道："我们通常认为疼痛是不好的。然而，如果我们身体的某个地方腐烂了，却感觉不到疼痛，这岂不是更糟糕吗？……意识到自己生病是治愈的第一步。"

我现在不记得患抑郁症之前的自己了，也没有必要记住。当迈入治愈的第一步时，我已经不再是原来的我了；很多事情发生了改变，未来还将有更多的变化。**我现在已经不再认为人生被彻底摧毁了，抑郁症虽然给我关了一扇门，但也同时为我开启了一扇窗。**

在写这本书时，我一直在怀疑自己是否有资格写书。我虽然患抑郁症，但这并不是一种让人极度痛苦的经历，而且我的抑郁症尚未痊愈。尽管我是一名记者，但是写新闻报道和写书完全不同。我之所以能够坚持写下去，要感谢我的病友们，他们称赞我写出了患者的心声，并不断地鼓励和支持我。有人说过病友之间的情谊比战友更加牢固和强大，我希望这本书能成为某位病友坚强的后盾。

这本书不是我一个人完成的，我要感谢给予我指导的编辑们；还要感谢向我倾诉自己真实故事的慧美、元英、志勋和恩逸等病友们，在他们的帮助下，我才能写完这本书；更加要感谢为我提供相关专业资料的精神医学科的金善喜医生和张昌贤医生，以及精神健康社会工作者尹哲浩等。

第二章　在心理咨询中学到的东西

第三章 抑郁症并不是完全相同的

第四章　今天我也与抑郁症共存

第一章

抑郁症教会我的事

"

即使没有特别的原因，

也有可能患抑郁症！

"

后悔没有早点去看医生

2016 年 4 月，我突然食欲不振且睡眠不佳，当时的我并未意识到这是一个严重的问题，反而觉得没有食欲是一件好事，以为只要晚上不看手机就能轻松入睡。但事实并非如此简单。接下来的日子里，我每天仅靠一片面包，一瓶乳酸菌饮料和几杯咖啡度日。

与此同时，我也会突然在某一天里暴饮暴食，尤其是下班回家后，只要看到前一天吃剩的比萨或炸鸡，我连外套都来不及脱下，就直接坐到餐桌前开吃，一吃就停不下来。我原本几乎是不吃陆地上的动物，但那时不再忌口。吃完食物后我懒得动弹，因为胃肠被填得满满的，好像稍微动一下就有食物会涌上来。

和别人在一起时，我并不会无休止地进食。我只在一个人独处且眼前有食物时不停地吃，以至于妹妹们戏称我为"吸尘器"。现在回想起来，那时可能多亏吃得足够，我才没有病倒。

失眠是抑郁症的早期症状之一。医生说抑郁症不仅伴有失眠，还伴有早醒，所谓早醒就是无缘无故地比平时提前醒一两个小时。没患抑郁症前，即使比平时更早睁开眼睛，我也能再入睡。但患抑郁症后，我每天大概只睡3个小时，经常每1个小时就醒来1次，而且早醒后就无法再次入睡。我每天都不想起床，或者即便想起床，也无法起身。虽然我担心上班会迟到，但躺在床上，一动不动。

不久后，我开始莫名地流泪。一开始，我会在下班回家后哭泣，但后来却不分地点地、不分时间地流泪。有一天，天气很不错。我在大学路一家咖啡馆里落座，欣赏窗外公园的景色。春天的阳光温暖而明媚，树叶在阳光的

疗愈自己的30天计划

√ 拒绝内耗　　√ 恢复能量　　🔍

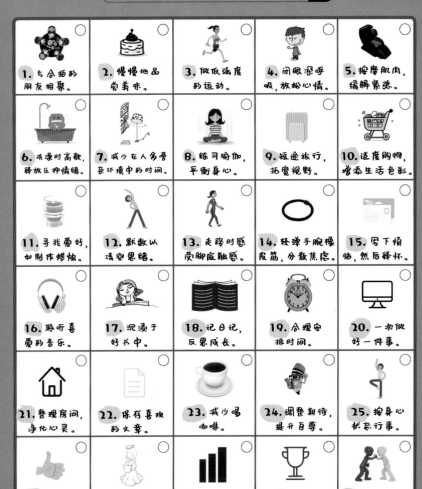

1. 与合拍的朋友相聚。

2. 慢慢地品尝美味。

3. 做低强度的运动。

4. 闭眼深呼吸，放松心情。

5. 按摩肌肉，缓解紧张。

6. 洗澡时高歌，释放压抑情绪。

7. 减少在人多嘈杂环境中的时间。

8. 练习瑜伽，平衡身心。

9. 短途旅行，拓宽视野。

10. 适度购物，增添生活色彩。

11. 寻找爱好，如制作蜡烛。

12. 默数以清空思绪。

13. 走路时感受脚底触感。

14. 轻弹手腕橡皮筋，分散焦虑。

15. 写下烦恼，然后释怀。

16. 聆听喜爱的音乐。

17. 沉浸于好书中。

18. 记日记，反思成长。

19. 合理安排时间。

20. 一次做好一件事。

21. 整理房间，净化心灵。

22. 保存喜欢的文章。

23. 减少喝咖啡。

24. 调整期待，提升自尊。

25. 按身心状态行事。

26. 坚信个人价值。

27. 焦虑时停止过度思考。

28. 不预支未来的担忧。

29. 坚信个人价值。

30. 勇于向外求助，不孤军奋战。

照耀下闪闪发光。当打开笔记本电脑准备工作时，我却不自觉地流下了眼泪。

起初，我以为是自己被窗外美丽的风景所感动，因为看到或听到美好事物时，我的心就会颤抖，而且春天是我最喜欢的季节。如果真是这样的话，我就应该只流几滴眼泪，但是那次眼泪却止不住。我哭得很厉害，邻桌的人在看我。我有些不知所措，不知道自己为何而哭。没有什么事情值得哭，我也没有感受到愤怒或悲伤的情绪。

往日，我周末都会外出见朋友，但后来却不愿意再走出家门。我尽量多睡觉，一直睡到腰酸背痛，然后坐起来读书。我边读书边哭，仿佛读书只是为了大哭一场。我以为大哭一场之后，情绪会得到释放，很快就会好转。妹妹们问我整天都待在家里是否无聊，我回答说不觉得无聊，只觉得一天转瞬即逝。后来我才得知这种现象被称为精神运动性抑制，这是因为生物钟受到抑郁症的影响而变得缓慢，我体内感受到的 24 小时的时长比真实的 24 小时要长。

接下来的两周，我真正意识到睡眠和营养的重要性。每当从床上和座位上起来时，我都感到头晕。有时，我走在路上也会突然感到摇摇晃晃，不得不赶紧停下脚步。上班时我无法集中注意力，以前需要两到三个小时就能写完的文章，现在需要一整天。如今回想起来，当时怎么就没想到可能是患了抑郁症，也许当时的我根本不知道什么是抑郁症，或者不了解抑郁症。

我把近几周的经历告诉了朋友们，他们觉得我的情况像是抑郁症的症状，并建议我去看精神科医生。当时，我觉得他们言过其实了，不就是食欲不振、睡不着和容易哭嘛，怎么就是抑郁症呢，居然还让我去看精神科医生。虽然知道朋友们是为我着想，但我却把他们的话当成了耳边风。

又过了一段时间，我的状态越来越糟，每天的饭量减少到只有一瓶乳酸菌饮料，而且我还变得健忘。我只好把要做的事都写在记事本上，并时不时地拿出来看。如果不这样做，我就会发呆，感到不知所措。现在回想起来，那时，我就应该去精神科就诊。

随着时间的推移，一种深深的无力感压倒了我，我开始不停地问自己"为什么"。吃饭很麻烦，为什么要吃饭？

见朋友也让我感到疲惫不堪，为什么要见朋友？工作更艰难，为什么要工作？我连起床都觉得费劲，感觉自己快要死了。既然觉得一切都很麻烦，我为什么还要活着？动物就不会问自己活着的意义，而我却因为一味地追逐着活着的意义，所以不可避免地陷入生活毫无意义的感觉中，一直在问"为什么"的我只想消失不见。

起初，我以为想要消失的念头等同于自杀的冲动，但听了患抑郁症的病友们的故事后，我才知道想要结束自己的生命和想要消失是有区别的。一位身患抑郁症的病友说消失是不可能实现的，所以只能选择结束生命，这才是面对现实的方式。他认为，除非死去，否则无法摆脱痛苦。令他痛苦的并非他人，而是他自己，他无法忍受过着不符合自己期望的生活，这是反复自责和无力感累积的结果。

我并不想结束生命，也没有勇气去面对其后果。虽然死亡可能让我得到解脱，但一想到这会给身边的人带来负面影响，我就觉得头痛。养育我的外婆和父母，还有我的妹妹们将要承受着多么大的打击和悲伤。活着固然艰难，死亡也同样令人恐惧。我渴望消失，希望这个世界上原本就没有我这个人。我父母一共有 4 个孩子，其中包括我，我时常幻想一个父母原本只有 3 个孩子的世界，而不是少了我这个孩子的世界。在我不存在的世界里，一切都能正常运转。虽然曾经因为地球没有了我仍然照常运转而感到悲伤，但在那时，我希望有一个这样的世界。我不想承担任何责任。

韩国保健福祉部表示，如果出现抑郁、情绪低落、焦虑、总是感到疲倦、难以集中注意力、失眠、暴饮暴食或食欲不振等症状，且症状至少持续 2 周，建议前往精神科就诊。保健福祉部所举出的大部分症状，我当时已经持续了 1 个月。我掉了大约 5 千克体重后，遇见我的每个人都会说："你看上去很疲惫。"我自己照镜子时，发现自己眼窝凹陷，看起来像一周没睡。直到那时，我才意识到应该去精神科就诊。

万一不是抑郁症怎么办？

初次踏入精神科时的场景，我仍记忆犹新，这注定是一场终生难忘的经历。毕竟，人生中的第一次体验往往印象最为深刻。精神科位于医院大楼的 4 楼，我在 1 楼跟随着人群挤进了电梯。医院各科室名称的标签就贴在电梯楼层按钮的旁边，4 楼按钮旁边的标签赫然写着"精神科"。周围没有人按 4 楼的按钮，我犹豫着是否应该去按，幸好在几秒后有人按下了 4 楼的按钮。到达 4 楼后，我和那个人一同走出电梯，但他转身走向另一个方向。

第一次就诊前寻找合适的医院是一大挑战，我心急如焚，却又感到束手无策，不知道应该选择哪一家医院，也不清楚就医的具体流程。这与往常去看内科和牙科的情形大不相同，因为我从未有过类似的经历，也没有获取到可靠的就医信息。在当时，我身边鲜有人公开谈论自己患了抑郁症、焦虑症、双相情感障碍或心境障碍等。当在网上搜索精神科时，我感到震惊的是精神科机构的数量非常多，不仅有以"某某医院精神科"命名的公立医院科室，还有许多带有诸如"治愈""心灵""花园"和"光明"等温馨字眼的私立精神心理诊疗机构。在网络社区中，我看到有很多人有着和我类似的痛苦经历，也有很多人发帖子求助"请推荐靠谱的精神科"。

我向一个曾经建议我去看精神科医生的朋友寻求帮助，他曾被诊断为成人多动症，并且有着长期精神科就诊的经验。我很庆幸能得到这位朋友的帮助，而不是在网络上盲目地求助。他向我推荐了一家口碑不错的医院，尽管他自己未曾去过，但听说那里不会过度治疗，这让我对那家医院产生了信任。我联系了那家医院，得知第一次就诊需要预约，且就诊时间只能是在工作日的上午，于是我提前向公司请了半天假，几天后前往了医院。

当走进精神科的走廊时，眼前的场景让我感到惊讶，竟然有这么多人在这里等候。自从多年前因急性出血性结膜炎去看过眼科医生，我就再未见过医院候诊室里人满为患的情景了，难以置信有这么多人悄悄地来到精神科就诊。这一幕让我原本在电梯里感到的沉重心情和对精神科的恐惧有所缓解。然而，在看到候诊人群的表情时，我又开始焦虑起来。一个中年女人无法独立行走，她哭泣不止，旁边一个看着像是她丈夫的男人搀扶着她。尽管我觉得不应该盯着他们看，但还是忍不住一直注视着。

有趣的是，我一方面否认自己可能患了抑郁症，另一方面又担心自己不会被诊断出抑郁症而感到不安。我对那天的穿着记忆犹新。为了不让自己看起来像是一个病恹恹的患者，我化了淡妆，穿着一件精致的衬衫，搭配上时下流行的阔腿裤，脚踩着一双高跟鞋，但这身装扮并非我平时的风格。环顾四周，候诊室里没有人像我这样精心打扮，这让我显得格格不入。我不想在出门时看起来像个患者，但又希望在候诊室里看起来像是一个患者。

我的状况并没有糟糕到无法自行行走的地步，有必要来精神科就诊吗？如果我真的患了抑郁症，是不是连精心打扮的兴趣都丧失了呢？候诊室里的人看到我这样，他们会怎样想？医生看到我的打扮，会不会有先入为主的偏见呢？如果我告诉医生我的症状，他会不会认为我是在小题大做？如果真的那样，我可就太尴尬了。别人都在为生活而奋斗，而我来医院是不是无病呻吟？我是否现在就回家？护士应该不会问我要去哪里吧？

我的脑海里仿佛万马奔腾，无数的小心思一个个冒出来捣乱，就在此时，轮到我就诊了。走进诊室坐下，医生问我："你哪里不舒服？"我回答说："我睡不好，吃不好。"刚刚说到这里，我就哭了，不是稀里哗啦地大哭，而是抽泣呜咽，上气不接下气。

"几天前，我在工作时眼泪突然掉下来……我不知道自己是怎么了。"

诊室的桌子上有一盒抽纸，多亏了这盒抽纸，我能不断地抽出纸巾擦眼泪。与此同时，我感到庆幸，还好哭了，这也证明了我的来意。

医生询问了我最近的生活情况，是否有什么不寻常的事情发生，我仔细回想，似乎没有什么特别的事情。他说即使是些微不足道的事情，我也可以讲出来。于是我提到，3 月，我和最要好的朋友分开了；4 月，我外婆突然晕倒。这两件事情确实让我感到有些悲伤，但悲伤程度不足以成为诱发抑郁症的直接原因。**医生向我解释，即使没有发生重大的事件，也可能引发抑郁症**，并建议我通过心理咨询来找出患抑郁症的深层原因。那时，我第一次了解到即使没有发生重大的事件，也可能患抑郁症。

问诊结束后，我走进了检查室，进行自主神经功能检查，据说是检查交感神经和副交感神经的活动平衡状态。护士在我的胸部、手臂和大腿上绑了一些带子，并叮嘱我身体不要动。这时，我担心自己没有被诊断为抑郁症。我这么痛苦，可万一身体发出的信号是健康正常的，那可如何是好？如果医生认为我的眼泪都是骗人的，那可怎么办？护士说身体不能动，可如果动了，是不是检查结果会显示出就是抑郁症呢？要不，我动一动？但我最终没有动。

经过一系列的检查，结果显示我的身体确实出现了问题。医生拿着检查报告单给我看，并告诉我，我的图表与没有患抑郁症的人有所不同。正常情况下，交感神经系统在兴奋状态下被激活，副交感神经系统在休息状态下被激活，二者是相互补充的，但我的神经系统无法正常工作。除了这个解释外，其他的说明我记不清楚了，因为那些说明晦涩难懂，而且我当时边听边哭。医生还提到我的抑郁症症状已经从一个急性发作期发展成为长期持续的状态。尽管这是我第一次来看医生，但症状已经进展到了长期持续状态……这让我实在难以接受。

　　医生给我开了 3 天剂量的药，并嘱咐我 3 天后复诊。我说工作太忙没办法再来医院，他一脸不解地看着我，解释说先开 3 天的药量是因为要试用不同的药物种类和剂量，刚开始是 3 天的剂量，之后会延长开药的间隔时间。他还提到药物的副作用可能是严重的嗜睡或心悸。我对此提出疑问，因为这两种副作用看似毫无关联。他解释说嗜睡是因为药物中的镇静成分，而心悸则是因为抗抑郁药物的作用。

　　我强忍住泪水，哽咽着问："我病得很严重吗？我有这些症状还不到 1 个月，症状怎么就发展到了长期持续状态呢？"医生说我之前可能就有症状了，只不过症状没有明显地体现在生理方面，以至于我没有察觉到；如果症状已经体现在生理方面，那就说明情况不容乐观。他还问我，1 个月就瘦了 5 千克，怎么现在才来医院。听了医生的话，我觉得颇有道理，边哭边点头。

我真的患了抑郁症。我感到既绝望又庆幸。我想，既然这是一种病，就有治疗方法，就应该能治愈。我询问医生通常多久能治好，他说短则 3 个月，长则可能需要 1 年。难道我至少需要服用 3 个月的药？我从来没有服用过这么长时间的药。以前，我还常跟朋友们开玩笑"你不会是有抑郁症吧？"，没想到我自己的抑郁症这么严重。我还担心在治愈前会一直处于不好的状态，这样还能干好工作吗？还能睡得着觉吗？

经过了 20 分钟左右的问诊后，我再次在候诊室坐下，眼睛肿了，还流着鼻涕。奇怪的是，我办理完缴费手续后，没有拿到处方笺，而是拿到了 1 个装着药物的袋子，护士说是"院内处方"，药袋上写着"某精神科"以及医生的姓名。我把药袋揉成一团塞进背包里，然后走出了医院大门。

我的脑子里一直盘算着：第一次就诊日期是 2016 年 5 月，那到了 2016 年 6 月我是不是就该好了？但是我写这本书的时候已经是 2019 年的 9 月了。

我的第一位精神科医生

在治疗抑郁症的 3 年零 4 个月里，我一共更换了 3 家医院。现在的医院是第 4 家，前 3 家医院并非不好，只是不太适合我。我曾被医生建议更换医院，也曾没有事先通知医生就自行更换了医院。我认为现在的医生最适合我，接下来要讲述的是我与第一位医生之间的故事。

第一家医院的精神科有两位医生，都是男医生，只是年龄不同。我选择了一位相对年轻的医生，因为他看起来很开朗。他会认真倾听，并且会给予回应，比如"是吗？"

"原来如此""你一定很痛苦"等，这让我觉得自己得到了共情。一开始，为了能够找到适合我的药物，我频繁地前往医院就诊，时间间隔短则3天，长则7天。问诊时间从最初的20分钟左右缩短到后来的5至10分钟。就这样，2个月内，我就医的次数超过了8次。

起先，我觉得医生能够共情我，但后来越来越觉得他把我当作一个孩子看待，或者说是一个不够成熟的人。尽管他认真聆听我的话，并给予我鼓励，但当我以成年人患者的立场提出问题时，他的反应让我感到不满。从医生角度来看，这样的评价可能让他感到不公平，但他的面部表情和说话方式给我的感觉就是这样。每当我问他该服用什么药物以及药物有什么副作用时，他的脸色就变了。

"你是唯一一个提出这个问题的患者，这说明你现在非常焦虑，你只要相信我就行。"

这一句话对我没有丝毫帮助。我是唯一一个问这个问题的人，这是否意味着我过于敏感、过于焦虑，以至于我被诊断出患抑郁症和焦虑症？该不会我问了不该问的问题，他就不再给我好好治疗了吧？这些想法一直萦绕在我的心头。我因不信任医生而感到自责，也后悔问了不该问的问题。直到现在为止，我仍然不知道在抑郁症的早期阶段应该服用哪些药物。

与此同时，悬而未决的问题和焦虑的情绪也随之增加。我曾听闻某位演员因安眠药的副作用而不幸去世，我担心我所服用的药物也有类似副作用，因此疑惑医生没有告诉我相关信息？我是不是在晚上睡着后梦游，而自己却毫不知情？如果我突然死了怎么办？我还特意问了和我同住的妹妹们是否见过我晚上梦游。虽然这些想法现在想来有些荒谬，但我当时确实这么想的。

医生在说明检查结果时，也是一贯地不愿意多解释的态度。我在那家医院进行了明尼苏达多项人格测验（Minnesota Multiphasic Personality Inventory，简称MMPI）和造句测验（Sentence Campletion Test，简称SCT）。在第二次问诊时，医生看着检查结果简单地为我进行了说明，但当我问到"那一项是什么意思"时，他却说"那一项和你没有关系"。我鼓足了很大的勇气才提出这个问题，再也无法鼓起勇气追问"但我还是想知道"。离开医院时，我的疑问仍未得到解答。

后来，我在现在就诊的医院里再次进行了相同的测试。在征得了医生的同意后，我把所有的说明都记录下来，这才知道第一位医生提到的、与我没有关系的项目叫社会内向，是评估人际关系倾向的指标。正如第一位医生所言，这个指标确实与我没有太大关系，但也并非完全无关。通常情况下，抑郁症患者可能会在处理人际关系上遇到困难，但是我与身边的人相处融洽，这让我感到困惑。现在我仿佛找到了答案，**抑郁症和人际关系问题并不一定会同时出现。**

又过了几个月，这期间，我向公司请了假，出去旅行，还开始了一段恋情。但是，我的抑郁症并没有好转的迹象。虽然暂时停下工作休息让我有所恢复，但重返工作岗位后，我的状态又慢慢回到原点。我频繁失眠，也因此受到头痛困扰。有一天，我似乎听到了"哔"的一声，紧接着头痛欲裂，不由得晃着头大声喊叫。在没有亲身经历前，我以为这种场景只会出现在电影里。

第二天早晨，我一醒来就直接去了医院，情绪激动地问医生，5个多月过去了，我为什么还没好？还能不能好？

当时，我仍头痛不已，心里感到非常压抑，不禁哭了起来。虽然只有短暂的一瞬间，但我似乎看到医生脸上闪过一丝不悦。他建议我去一家某大学附属医院就诊或者考虑住院治疗，他更加倾向于后者。随后，他又说了几句话，我却听不清楚，因为头痛和情绪激动让我感到自己仿佛飘浮在空中。

我哭着说不想换医院。那时我认为如果去了那家大学附属医院就诊治疗或者住院治疗的话，我的人生就会彻底崩溃。但现在我就不会这样想了，因为知道即使医生出具了病情处理意见书，也并不意味着我必须遵循他的建议，而那时我以为自己别无选择，所以感到绝望，泪流不止。

医生斩钉截铁地说："我已经尽力了。"那时的我听着就像是被恋人提出分手。即使他有时把我当成一个不成熟的人对待，但也是这 5 个月以来最了解我的人。

从医院出来后，我需要乘坐地铁回家，但举步维艰。我一遍又一遍告诉自己"来，去地铁站吧，坐地铁回家吧"。尽管地铁站入口就在眼前，我却在入口处徘徊不定。无论我走了多远，都感觉不到自己的脚步踏实地落在地面上，只能更加用力地把脚踏在地上。那是我第一次感觉到自己好像长时间飘浮在空中。

不可否认，我的第一位医生在最开始的阶段表现得友好而开朗的。尽管随着时间的推移，问诊时间变得越来越短，但每次他都认真聆听我的话，为我加油打气，还经常说要和我并肩作战，共同战胜病魔。每次他打开诊室的门迎接我时，他总是笑得很灿烂，即使过了几年，这些场景也仍然历历在目。也许他对其他患者来说是一个很好的医生。实际上，那家医院的患者众多，即使是在平日里，我也需要等待一个多小时才能就诊。在周末时，我甚至要等两个多小时。

不过，对我来说，他并不是一个理想的医生。在看过其他医生后，我才意识到他非常不适合我。特别是他对我说的那句"我已经尽力了"，这句话给我造成了致命的伤害，在我听来就相当于"我现在要放弃你了"。我没有去他推荐的那家大学附属医院，更没有选择住院治疗。相反，我首先想到的是寻找其他的医生，于是在朋友的推荐下去了另一家医院。

更换医院绝非易事，尤其在上一家医院治疗的时间越久就越麻烦。这就好比一场爱情长跑到了终点，当你开始进入下一段感情时，你需要重新向另一个人介绍自己，一点一滴地建立起彼此的了解。这个过程无疑是费时费力的。我与第一位精神科医生的关系也面临着同样的挑战。我已经向第一位医生倾诉了太多，现在却不得不向新的医生重复讲述过去的一切：从何时开始感到不适，有哪些主要症状，从事什么职业，家庭关系如何等。这一切让我觉得十分烦琐。

尽管如此，我和第一位医生还是结束了一段长期的医患关系，并开始了新的篇章。因为我知道继续维持一段对我毫无帮助的关系是没有好处的，而且维持这段关系所需要的能量并不比开始一段新关系所需要的能量少。**因此，为了尽快康复，过上舒适的生活，我希望任何人都不要放弃寻找更适合自己的医生。**

TIP 1

找精神科医生时必须考虑的3件事

～～～～～～～～～～～～～～～～～～～～～～～～～

交通便利性比想象中重要

　　最初决定去医院就诊时，我并未过多考虑医院距离远近的问题。去精神科让我感到压力很大，所以我希望能尽快找到一家可以信赖的医院，这时最可靠的方法莫过于熟人推荐了。"虽然我没去过那家医院，但听说还可以"这句话成了我的救命稻草，于是我选择了那家医院。

　　那家医院和我家的方向正好相反，而且离我的公司也很远。如果把医院、公司和家用线连接起来，就形成一个三角形。每次我往返于医院和家之间需要 2 个多小时，但当时我并未介意。直到后来我换了另一家离公司很近的医院后，我才意识到当初的选择有多么不便。

　　我需要定期去精神科复查，初期每隔 3 ~ 5 天就要去一次，后期则是每周去一次，这是因为医生需要监测我的病情并开具相应的处方药。抑郁症或焦虑症的治疗周期可能短则 3 个月，长则数年。**考虑到复诊的时间间隔和治疗周期，选择一家离家近的医院无疑是最佳的选择。**

　　如果发生突发情况，患者就可能需要立即去医院。焦虑症患者即使受到很小的外界刺激也会产生强烈的情绪反应。每当这种情况发生时，我就会急忙跑去医院，哭着说："医生，快给我开药吧。"然后，医生会根据情况给我开具不同于日常用药的急用药物。在突发情况下，如果我离医院很远，就会感到格外无助。

　　有一次，我正准备坐地铁，却突然感到喘不上气来。我回过神来，计算了一下去医院的时间需要 1 个小时，而回家的时间也将近 1 个小时。去，还是不去？我陷入了两难的选择。人在焦虑时，更难做出决定。我只好先坐在车站的椅子上，因为呼吸困难，只能弯着腰坐在那里。等到可以顺畅呼吸时，我一看手机，早已过去了 1 个小时。我当时已经浑身无力，最后只能打车回家。因此，我建议患者一定要选择离家近的医院。

预约挂号与当日挂号的优缺点

医院挂号通常分为预约挂号和当日挂号两种方式。刚开始时，我认为当日挂号更为合适，毕竟下定决心去医院的瞬间并不多，但如果你不能立即去医院，就有可能会一直推迟去医院。过了那一瞬间，你可能会觉得自己的状态有所好转，但更有可能感到烦躁和无助，**因为烦躁和无助都是抑郁症患者们常见的情绪。**

在这个推迟的时间里，如果症状能有所好转就是万幸，但据我观察，大多数情况并非如此。在症状严重或症状稍微好转却反复发作时，患者往往会遭受惊涛骇浪般的情绪冲击。如果你出现了毫无食欲、严重失眠、对什么事情都没有兴趣和无缘无故哭泣等症状，我建议你直接去医院挂当日号。

当日挂号的一个缺点是候诊时间较长。我实在不想观察其他患者。看到他们，我会不由自主地想：那个人看上去挺正常的，为什么会来这里？那个人病情有多严重，竟然还需要家属陪同？唉，那个人可能刚刚哭过。也许其他人看我也是如此吧！一想到这里我就不禁浑身打冷颤。

此外，如果我后面有很多人在排队候诊，我在问诊中就总是感到焦虑，如果候诊室里有 20 个人在排队，我很难在 20 分钟的问诊时间内完全放松。有时，我只进行了 5 分钟的问诊就匆匆出来。而我现在就诊的医院为每位患者预留了 15 到 20 分钟的问诊时间，所以问诊时间是有保障的。只要不与其他患者有过多接触，我就觉得心情好一些。这样我不用费心揣测他人，也不用担心被别人揣测。

但候诊者的想法和心情是因人而异的。一位病友说当看到候诊室里坐着很多人时，他反而感到安心，尤其是看到跟自己年龄相仿的患者时，心里会产生一种同病相怜的感觉，觉得并不是只有自己患病，也并非自己不正常。在一本抑郁症题材的漫画书《神奇的抑郁自白书》里也有着类似的温馨场景，在候诊室里，病友们彼此打气加油、相互安慰和鼓励。

选对医生很关键

在寻找精神科医生的过程中，最重要的是找到合适的医生。就我而言，我的第一位、第二位、第三位医生都不是很适合我。第一位医生像哄孩子一样对待我，这让我感到不太舒服；第二位医生经常谈论我的生活，而不是我的病情，虽然他的本意是安慰和开导我，但他的言辞给我的感觉更像是在评判我，毕竟他只见过我几次，就似乎对我有了定论，令我十分不悦；第三位医生总是对我说"好的""没事的""不是的"，以至于每次离开医院时，我都感到空虚和困惑，不禁自问：我究竟为何而来？

在看医生的过程中，我逐渐了解到了自己在寻求治疗过程中不喜欢哪些类型的交流方式。

- 不要将我当成孩子哄。我只是不善于控制自己的情绪，并不是一个不成熟的人。
- 不要对我本人评头论足。不要评价"李荷妮"这个人，而是要对我所患疾病提供客观的信息。
- 只是简单地倾听而不给予反馈，会让我感到很空虚。

现在的医生既能主动向我提问，也能聆听我的述说，并且还会给出适当的建议。他不仅会询问我的身体状况，还询问我重返工作岗位的感受，以及是否喜欢搬家后的新居，有时也会聊到我跟妹妹们吵架的情况等。这些问题都是基于他回顾了上次咨询的内容后提出的，如果他没看过我的咨询记录就问出这些问题，我一定会觉得他是一个跟踪狂。除此之外，他很少说一些不必要的话。他在解释病情或提供建议时，都会使用我能理解的语言。

有一次医生解释MMPI测验，他解释了其中一项"针对某种现象，大部分人会做出A的解释，而你更倾向把它解释成B"。我听了之后心想"原来我这么与众不同，与众不同也挺好"。之后，我通过查找资料，才发现那是一条关于精神分裂症的测试。虽然对此倍感吃惊，但我更感激医生当时的解释方式。假如医生当时直接说"那是测试精神分裂症的项目。你比其他人更容易患精神分裂症"，我可能因此陷入更严重的焦虑和抑郁的状态。

有很多人不愿意更换医生，因为找新医院和适应新医生的过程很麻烦，他们可能会觉得"换个医生又能有多大不同呢？"；甚至即使对现在的医生感到不满意，也不愿意更换。如果更换了医生，自己就会感到内疚。然而，根据我个人的经验，**适合自己的医生确实对治疗有很大的帮助**。

TIP 2
心理测验准确吗?

~~~~~~

到目前为止,我一共更换了 3 家医院。每当我换一家医院时,我都会重新进行一些必要的心理测验。虽然这些测验并不是强制性的,但我对自己的心理状态感到好奇,所以我会主动向医生提出进行心理测验。

心理测验的种类和费用会因不同医院而略有差异,但大体相似。MMPI 测验和 SCT 测验是基础检查,除此以外,还有气质与性格量表(Temperament and Character Inventory,简称 TCI)和罗夏墨迹测验(Rorschach Inkblot Test,简称 RIT)等。

MMPI 测验在精神科检查项目中是最常见的测验之一,大概有 560 道题目,每道题目只需回答 "是" 或 "否"。

其中有些是重复的，光是完全相同的题目就有16道，这是为了检验受测人回答的一致性。

MMPI测验结果有10项内容，分别为①疑病，②抑郁，③癔症，④病态人格，⑤男性－女性倾向，⑥妄想，⑦精神衰弱，⑧精神分裂症，⑨轻躁狂，⑩社会内向。我接受了3次MMPI测验，结果显示我在疑病、抑郁、精神衰弱和精神分裂症方面的分数比平均分略高，而病态人格的分数比平均分略低。

一听到病态人格，你可能会联想到精神变态者。然而，如果一个人在相关测验中的病态人格分数低于平均分，这并不是一个好的迹象。病态人格分数较低的人，容易接受社会权威和社会规则，他们具有强烈的自我批判性，并持有严格的道德标准。我一边听医生详细解释，一边点头表示认同。

SCT测验也是众多心理测验中的一种，它是评估个人面对压力时的防御机制。以下是一些SCT测验中可能包含的题目：

当我遇到奇怪的事情时，我通常感到_____

一想到我的将来，我感到_____

虽然有些莫名其妙，但我害怕的是_____

如果和其他家庭比较，我认为我家是_____

我的优势在于_____

在进行 SCT 测验时，咨询者需要根据第一反应来完成句子，这样做可以更真实地反映出咨询者的心理状态。

我曾在两家不同的医疗机构——一家精神科医院和一家心理咨询中心——进行过 SCT 测验，令我惊讶的是，两个地方的检测题目有所不同，后来得知 SCT 测验的版本多达数十种，这主要是因为测验中使用的刺激词种类不同。根据这些刺激词，测验结果可以揭示咨询者对家庭、朋友、权威人物、过去、未来、目标和希望等的相关态度。

截至目前，我还没有接受过罗夏墨迹测验。但是人们谈论精神科检查时，联想到的画面就是跟罗夏墨迹测验相关的画面。医生向受测者展示墨迹图，然后向受测者提问："你觉得这张图看起来像什么？""你想到了什么？""你为什么觉得像那个？"

罗夏墨迹测验所展示的墨迹图片共有 10 张，彩色图片和黑白图片掺杂到一起。其中，有些图片的内容相对具体，而另一些图片的内容则较为抽象，图片内容越抽象，咨询者的答案就越多样化。之所以需要有具体内容的图片，是为了检查受测者能否准确地识别并理解这些情境。

罗夏墨迹测验可以检测受测者的抑郁症或焦虑症的程度、当前的兴趣、处理信息的能力、对相关情况感受到的压力，以及控制能力等。如果受测者对图片的反应过于微弱，或者没有诚意接受测试，医生就很难对受测者的心理状态做出充分解释。

那么，这些心理测验的准确性究竟如何呢？就我而言，在两次不同测验中，我在疑病、抑郁和精神分裂症方面的分数相对较高，尽管两次测验的分数略有差异。这是因为人的心理状态总是多变的，比如摆脱了重度抑郁后，抑郁分数就会变得较低；在抑郁症早期，精神分裂症倾向的分数则会较高。**医生解释说，当一个人的心理状态发生动摇，情绪出现较大波动时，所对应的测验项目也会受到影响。**他还指出，这些结果仅代表暂时的状态，并不意味着会长期不变。

因此，通过一两次测验很难确定一个人的心理状态或性格。精神科医生金善喜说："人类心理极其复杂，根据不同的测验，测验出的结果也是千变万化的。我们很难说哪种测验准确，哪种测验不准确，只能说该测验能够揭示受测者的一些情况。"

金善喜医生建议应该避免使用过于简单化的测验。**因为这类测验往往会将人分成几个极端的类型，这样的测验不仅缺乏深度，而且缺乏科学根据。**例如，最近流行的迈尔斯－布里格斯人格类型测验（Myers-Briggs Type Indicator，简称 MBTI）就属于简单的测试之一，它将人分为 16 种性格类型。

如果想接受深度的测验，你可以尝试做综合心理测验（Full Battery Assessments），不同测试机构测试项目不同，但通常会进行 10 项左右的测试。测试时间根据测试次数和受测者状态而有所不同，但至少需要 3 个小时，也可根据受测者的情况分几天进行。

如果从来没有接受过类似测试，但是又对自己的心理状态感到好奇，你可以去除了医院以外的当地精神卫生服务机构进行类似的测试。每个地区的情况有所不同，所以最好提前询问。

因为抑郁症，记忆力减退了

☂☃☀☁🐦

　　我在门户网站上检索"30岁痴呆""青年痴呆"时，看到一篇报道声称"每10名痴呆患者中就有1名是30～40岁的人"，并且这一年龄段的痴呆发展很快。对此我有些半信半疑，于是我在线进行了一项痴呆测验。在14道题目中，有8道问题的答案与我的情况相符，测验结果显示"建议到附近的精神卫生服务机构或医院进行专业诊断"。

　　在抑郁症的早期阶段，我发现自己以前毫不费力就能记得住的事变得异常吃力。比如我打算洗碗，却站在水槽前感觉好像忘了什么，原来我把要洗的衣服放进洗衣机里，却没有按下启动按钮。我再走到洗衣机前按下启动按钮，洗衣机是转动起来了，可是，我又忘了按下按钮前在做什么。当我用手捋了一下头发时，我发现手是湿的，并听到厨房传来的水声，才想起来之前我正在洗碗。

我不记得昨天是否洗澡，也不确定洗澡时是否洗了头发，因此每天都将自己的头凑近妹妹们面前，问："我的头发有味道吗？我昨天洗头发了吗？"有时，我洗完澡后大声对自己说："我周三晚上洗过澡了！"这些行为听起来可能有些滑稽，但对我的日常生活和心理健康而言，却是非常严重的困扰。试想一下，如果这些事情不是偶然发生，而是每天都如此，那生活将变得多么可怕。

记忆力减退也是我当时停下工作休息的原因之一。因为我发现自己无法记住撰写新闻报道所需的资料。即使我仔细阅读了材料，也会很快想不起里面的内容。只好从头开始读，每天重复几十遍，甚至用彩笔在资料的开头部分做标记来帮助记忆。平时经常使用的一些词汇、新闻报道中常出现的人物名字，我也时常想不起来，因此颇感彷徨无助。

我非常担心自己的记忆力减退问题，当时的医生说，这是有可能的。记忆力、注意力和判断力减退等都可能是抑郁症的症状，这些症状都是由大脑功能受损引起的，抑郁症会影响大脑的正常工作。因此，有些老年人患抑郁症后，会被误诊为痴呆并接受相关治疗。医生安慰我说不要担心，随着抑郁症的好转，记忆力等问题也会得到改善。

医生进一步解释说，之所以记不住某些事情，是因为大脑在最初就没有注意到这些事件。记忆是大脑的功能，但是为了记住一个事件，大脑首先必须识别该事件。一旦患抑郁症，人便很难有多余能量注意到周围事物，也就意味着大脑无法识别事件了。这就像我们在大街上走路时不会记住所有路人的脸一样，因为没有特别注意他们，所以就记不住。

尽管听了医生的解释，我还是忧心忡忡。"会没事的"这句话指的是未来可能发生的事情，而未来是不确定的。然而，我当时经历的症状却是真是存在的。我的症状是抑郁症导致的呢？还是抗抑郁药物的副作用（有些抗抑郁药物的副作用是记忆力减退）导致的呢？其他患者是否也有和我相同的症状呢？尽管我有一肚子的疑问，却无处询问。

从那时起，我就迷上了写日记。如果不写下所发生的事情，我就觉得时间仿佛很快就溜掉了。回顾当时写的日记，我发现我并不是记录心情，而是记录当天发生的事情。有一次，前男友无意间发现了我的日记，他红着脸问："能不能看？"但没看几页就说："没什么秘密，好无聊。"然后就合上了日记本。对我来说，记录日常生活比记录秘密更重要。

就连在接受心理咨询时，我也总是忙着做笔记，这是因为我想记住咨询内容，以便一个人独处时进行复习和练习。有一天，心理咨询师问我："今天我们进行一场不记笔记的心理咨询怎么样？"因为我每次进行心理咨询时几乎都不看心理咨询师的脸，一心一意地埋头记笔记。她试图告诉我即使不记笔记，我也能记住重要内容，即便我忘掉了也没关系。但是，我仍然会每次一走出心理咨询中心的大门，就用手机记录下心理咨询内容。

在度过了一段抑郁症最严重的时期后，我虽然不会像以前那样记不住任何事情，但是记忆问题并没有完全解决。有时会因为想不起来某个确切的词而说话结巴，也有时会无法清晰地表达自己知道的事情。朋友们笑着安慰我说"大家都会这样"，但这句话反而让我意识到我和他们不同，因为我不能笑着说出这句话。一时记不住和每天都记不住是完全不同的。

在那段严重抑郁时期，我对发生的事情几乎没有多少记忆了。记忆就像是零散的照片一样，只剩下几个场景，其他的像是被剪掉了。比如与食欲相关的记忆，只剩下边哭边喝酸奶的场景和测量体重的场景了。不过，当我回顾日记时，那些场景就动起来了，我才能猜测出当时的情绪状态。如果没有那些日记，我就无法完成这本书的写作。

记忆力减退并非我独有的症状，我的病友们也经历过类似的情况。一位在2017年诊断为抑郁症的病友这样描述："我对2017年一整年发生的事情都不记得了。从那之后，只要抑郁症变得严重，我就不记得发生过什么事情。因此，我觉得2017年以后的时间过得飞快，仿佛有着跳跃时光的感觉。"

另一位有着类似经历的抑郁症病友建议我进行反复记忆，不仅要坚持写日记，还要每天重读之前写的日记，不是随意读，而是从头开始逐篇阅读。如果今天是3月15日，那么就应该从1月1日开始，一直读到3月14日的日记。这样，不仅能回忆起昨天发生的事情，就连几个月之前的事情也能清晰地浮现在脑海中。

事实上，他的方法很科学。如果要将短期记忆转化为长期记忆，就必须反复记忆。电影《头脑特工队》里有相似的情景。主角莱莉入睡时，她的大脑就会将储存记忆的记忆球运送到长期记忆库中，而那些存放在长期记忆库里的记忆球如果很少被激活使用，颜色就会逐渐变暗，最终被遗忘在潜意识区域。

回忆起患抑郁症的日子固然令人不悦，但没有记忆则会让人感到不安，仿佛时间全部消失，令人感到压抑。**如果你因为患抑郁症而变得健忘，我建议你尝试写日记、反复记忆和阅读日记，不要让那些珍贵的记忆失去色彩。**

抗抑郁药物的悲与喜

記不清是从何时起，我和病友们互相询问"你吃药了吗？"这个问题时不再感到尴尬。与那些对精神疾病了解甚少的人不假思索地说"你吃药了吗？""该吃药了"等不同，我们之间的这类提问更多表达出对彼此的关心和问候。当我感到抑郁或失眠时，家人也会问我有没有按时服药。

在患抑郁症的第4年，我已经成了一个"相当"了解精神科药物的人。我从来不会擅自停药，没吃药也不会谎称吃了药。在医生开出新的药物时，我总会提出很多问题，比如为什么突然要吃这种药，这种药的效果是什么，这种药跟之前所服用的药有什么区别，有没有副作用，我会将新药放置一段时间后再开始服用，这就是为什么我在描述自己对精神科药物的了解时添加了修饰语"相当"。

不少人对精神科药物是非常排斥的。当被告知自己需要服用精神科药物时，究竟会有多少人能立即同意呢？当我妈妈得知我要去看精神科时，她忧心忡忡地说"听说吃了精神科药物，人会变笨，能不能不吃药"，其他抑郁症病友的父母也有过类似反应。时代不同，人们的观念不同，父母对精神科药物的这种反应也是可以理解的。

其实刚开始时，我也非常排斥精神科药物，虽然我是自己主动去看精神科的，但我不想吃药。当时我只想通过心理咨询来治疗，但医生说抑郁症已经严重影响到了我的正常生活，我需要服用药物来治疗。尽管如此，但我并没有遵医嘱按时服药。原本是早晚都要吃药，我却只在晚上吃，早上不吃或者隔天吃药，因为我想睡个好觉。复诊时我没有告诉医生我没有按时吃药的事实。尽管如此，医生可能通过观察我的行为、询问我关于服药的感受，以及根据我的症状评估，察觉到了我对药物的担忧和犹豫。因此，医生在当时的病情处理意见书中写道："患者相当在意药物的副作用，并对治疗存在矛盾心理。"

每当看到药袋时，我就想起妈妈的话"药吃多了会有依赖性"。刚开始可能只需要吃一两粒，但几个月后会不会就要吃上一大把呢？当时的我认为，只要前一天吃了药，第二天就能凭借意志力挺过去。即便是有依赖性，也会晚一点出现，因为我是隔天服药的，吃一天停一天。我思考这些问题花了一两个月的时间。

很多人对精神科药物持有刻板的负面印象，妈妈担忧"吃了药会变笨"也并非毫无根据。嗜睡、食欲增加或减少、浑身无力和疲劳等都是抗抑郁药和抗焦虑药广为人知的副作用。我在刚开始服药时，感觉上午大部分时间都处于昏昏欲睡的状态。我不停地提醒自己要清醒过来，眼睛却还是睁不开，一个劲儿打哈欠。现在回想起来，当时倒不如好好睡一觉，我就不会觉得那么累了。

与此同时，我的食欲陡然增加，体重跟刚去医院时相比增加了13千克，这似乎是抗抑郁药发挥功效的同时带来的副作用。我因抑郁而毫无食欲，吃了抗抑郁药才恢复了食欲，但恢复到正常体重后，体重依然在不断增加。

体重增加的原因何在？晚上服药后，即使肚子不饿，我也会吃一点儿东西，比如方便面、面包、煮鸡蛋和紫菜包饭等各种各样的食物。实际上我并没有特别想吃的食物，只是有一种想把食物往嘴里送的冲动，几乎是闭着眼睛把食物塞进嘴里，甚至不知道是什么味道，而且常常还没吃完就睡着了。第二天早晨醒来，床边常常会有前一天剩下的食物，这是我在患抑郁症之前从未有过的行为习惯。我问了一位精神科医生朋友，她说我服用的药物与多巴胺和5-羟色胺等激素有关，这些激素刺激奖励系统（如食欲和性欲等）。

嗜睡和食欲增加的情况持续出现，我感觉自己就像一个丧尸。早上昏昏欲睡，白天只有少许时间能够打起精神，到了晚上睡觉前又心不在焉，一直吃东西。不过，这些副作用还不算严重的，其他患抑郁症或双相情感障碍的病友也经历着相似或更严重的痛苦。即使更换了药，也只是痛苦的程度有所不同，嗜睡和食欲增加的情况并没有消失。

尽管如此，我仍继续服药的原因是为了让自己能够活得更舒服一些。我讨厌整夜失眠后面临上班时间到来的恐惧感；我不想因为太口渴却懒得起床，最后只能用被子盖住自己而自责；我讨厌即使感觉不到味道，也要忍着呕吐感吞咽食物。以前，我一整天都不吃东西，却总是感到恶心，而现在，我只要压力过大，还是会有呕吐感。

我经常被问到，服用了抗抑郁药后心情是否真的会变好。**我认为抗抑郁药确实可以改善抑郁情绪，但它们似乎并不能将情绪调整到良好状态。**就我而言，服用了抗抑郁药后能让我更容易地从床上起来，这一点非常好。假如服用了抗抑郁药，我有了从未有过的动力，开始运动，心情变得舒畅起来，甚至处于嘻嘻哈哈的状态，我反而不会再吃药了。因为药物竟然能把我改变那么多，这真是太可怕了。

当初我以为药物的用量会从一两片变成一大把，但这种事情至今并未发生。虽然偶尔抑郁症严重时药物的剂量会有所增加，但我服用了3年零6个月的抗抑郁药和抗焦虑药，依然维持在最小剂量，服用的药丸数量并没有太大变化。

这得益于我的医生根据我的病情适时调整药物。并非所有抑郁症患者都服用相同的药物，每个医生开的药物会有所不同，也会根据患者的病情和时期来调整药物。例如，如果患者经常醒来或者多梦，就需要调整为与睡眠相关的药物；如果患者情绪激动或过于低沉，也需要相应地调整药物。有时医生让我一天吃3次药，有时则只需一天只吃1次药。总而言之，医生会根据患者的病情来增减药量或调整药物种类。

我经常担心对药物产生依赖，尤其是我几乎每晚都服用有助于入睡的药物。如果因不得已的情况而无法吃药，我会因为想着"没吃药"而难以入睡。即使不知不觉地睡着了，我也会半夜爬起来吃了药再继续睡。

我的一位病友也曾担忧对药物产生依赖。有一天，她像往常一样去上班，却发现早上没有吃药，于是赶紧在办公室里翻找包里的东西，但没能找到药。她感到非常焦虑和急躁，最终悄悄地打车回家了。她说那时的感觉就像便秘一样，浑身不舒服。不过讽刺的是，她曾经非常排斥吃药。

药物的功效和副作用是因人而异的，但可以肯定的是，药物并不能解决一切问题，我和病友们的情况就是例证。药物虽然能够让我吃得更好、睡得更好，但并没有消除我患抑郁症的病因，甚至直到现在我仍然不知道病因。嗜睡和食欲增加则是非常麻烦的药物副作用。

实际上，治疗其他疾病的药物也是如此，既有功效也有副作用。例如，治疗高血压的药物只是起到了调节血压的作用，并不能彻底消除高血压的病因，其伴随的副作用可能包括心率变慢、呼吸困难、血液循环不畅或腿部肿胀等。正如高血压患者服用药物来调节血压一样，我服用治疗精神疾病的药物来调节睡眠、食欲和情绪波动等。这样想让我减少了对精神科药物的排斥。

治疗疾病不能只依靠药物。比如我曾经韧带撕裂，于是每天做脚踝康复运动，如果只靠吃药、打针，脚踝是好不了的。再比如，如果感冒了，我们就会吃一些缓解感冒症状的食物，并将室内温度调节到舒适的状态。为了早日康复，我们会做出各种努力。抑郁症也是如此，**除了药物治疗外，我们也必须努力创造有利于抑郁症康复的环境，世界上没有根治抑郁症的灵丹妙药。**

TIP 3

药物是如何起作用的?

～～～～～～～～～～～～～～～～～～～～～～～～～～～～～～～～～～

　　要想深入了解抑郁症药物的作用原理,我们必须首先掌握神经递质这个词。

　　人类大脑中有大量神经元和神经递质。神经元负责相互交换和整合信息,而神经递质就像接力赛中的接力棒一样,将神经元A的信号连接到神经元B。

　　与抑郁症相关的代表性神经递质有血清素(5-羟色胺)、去甲肾上腺素和多巴胺。血清素与情绪、睡眠、记忆力、焦虑、焦躁和食欲等有关;去甲肾上腺素在人受到压力时会被分泌出来,与能量、兴趣和动机等有关;多巴胺与运动功能、对新鲜事物的探索、成就感和动机等有关。抗抑郁药物主要是通过增加或减少这些神经递质的活性，来改善抑郁症的症状。

市面上常见的抗抑郁药大多是作用于血清素的。血清素被称为"幸福激素"，有人认为在服用抗抑郁药后，心情就会马上变好，但实际上药物的效果并不是这样的。

以5-羟色胺再摄取抑制剂为例，假设神经元A释放了100个单位的血清素并传递给神经元B，可是神经元B只吸收了30个单位，剩下的70个单位的血清素再次被神经元A吸收，结果大脑以为血清素不足。这时，抗抑郁药的作用就是阻止未被神经元B吸收的血清素再次被神经元A吸收，这样神经元B总能慢慢吸收完血清素。

这也就是需要几个月连续服用抗抑郁药的原因。尽管抗抑郁药阻止了神经元A再次吸收血清素，但这并不意味着神经元B可以马上吸收血清素。抗抑郁药的作用原理和可以立竿见影的止痛药或安眠药的作用原理并不相同。遵照医生的嘱咐，抗抑郁药通常需要服用3～6个月。

因此，很多人会担忧对精神科药物产生依赖。毕竟我们平时常常服用的止痛药、感冒药等都不像精神科药物那样长期服用。我吃了4年的抗抑郁药和抗焦虑药，仍会担心"要是离开了这些精神科药物，我还能活下去吗？""这些药莫非我要吃上一辈子？"等。

不过，专家表示除了少数几种抗抑郁药外，大部分抗抑郁药不会引起严重的药物依赖或戒断症状。精神健康社会工作者尹哲浩表示："很多患者在没有咨询医生的情况下就自行停止用药，这足以证明药物是不会成瘾的。大部分精神科药物不会引起戒断症状。"

自行停止用药，可能会造成病情加重

精神科医生张昌贤指出，人们应该注意苯二氮䓬类抗焦虑药的戒断症状。虽然苯二氮䓬类抗焦虑药能够快速抗焦虑和稳定情绪，但如果长期服用会出现身体和心理的依赖。阿普唑仑、氯氮䓬、地西泮、奥沙西泮、劳拉西泮和氯硝西泮等均属于苯二氮䓬类药。

我请教了精神科医生、精神健康社会工作者，以及抑郁症和双相情感障碍患者，虽然他们对药物的看法有所不同，但一致认为突然自行停药是存在危险的。一位患双相情感障碍的病友突然自行停药后，病情加重，最后住进了封闭病房。他强调，绝对不能自行停止用药。

金善喜医生表示："有些患者自我感觉症状好转了，

未与医生商量就自行停止用药。这些患者中绝大多数人过了一段时间后会再次去看精神科医生。如果像这样反复吃药和停药，治疗效果就会很慢。"他还建议："如果想停药，可以询问医生，看能不能从减少剂量开始。"

第二章

在心理咨询中学到的东西

"

心理咨询的目的是找到解决问题的方法，
且在结束心理咨询后，自己也有能力解决问题。

"

何时开始进行心理咨询最好？

☂☃☀☁

　　我和妹妹们小时候生病，妈妈很少给我们吃药，如果感冒，她就给我们喝热梅子汁；要是积食，她会用针轻轻地扎我们的手指和脚趾，这些方法都很有效果。妈妈说："如果经常吃药，身体就会产生依赖性，以后就需要更多的药物来维持健康。"因此，在过去的20多年里，我几乎没有长时间服药的经历。

　　被确诊患抑郁症后，我一开始想通过心理咨询治疗，而不是药物治疗。通常一提起精神科，就会让人联想到检查、开药和住院，这对当时的我来说，是有些难以接受的。我以为大家都和我一样不想吃药，但后来才了解到有的抑郁症患者不想做心理咨询，因为他们不想向陌生人透露自己的秘密。

在精神科治疗了2个月后，我问医生能不能停药转而去做心理咨询，他说现在还不是时候，当我追问原因时，他只说现阶段做心理咨询可能起不到效果。"现在还不是时候"和"现阶段做心理咨询可能起不到效果"这两句话在我看来根本就是一回事，他似乎并没有真诚地回答问题。

当时，我不禁怀疑"该不会是因为担心我去做心理咨询，他就会少了一个患者，少挣一个人的钱，所以才不好好回答我"。这个想法虽然有点奇怪，但当时的我认为它是合乎逻辑的，也许是我的焦虑症在作怪。如果听不到合理的解释和符合逻辑的回答，我就会产生疑虑。随着时间的推移，这些疑虑逐渐变成了确信，我甚至开始对医生产生了一些反感。

换到第二家医院后，我在初诊时就向医生表达了想要进行心理咨询的想法。基于之前的就诊经验，我知道初诊的问诊时间最长，于是我问了一些我一直好奇的问题。医生把我当时的状态比喻成一杯水，其中杯子是"心灵的肌肉"，而水则是情绪。他说，当时我的杯子太过脆弱，即使稍微移动杯子，水也会流出来，甚至可以认为杯子已经出现了裂痕，水正在一点点渗漏。因此，当务之急是修复杯子上的裂痕，即通过药物治疗来稳定情绪。

我又问什么时候可以开始做心理咨询呢？医生解释说，一旦我成功修复了杯子上的裂痕，我就能恢复正常生活，那时再进行心理咨询，以增强杯子的坚固程度，将会比单纯依靠药物治疗带来更好的效果。但如果杯子已经破裂，试图加固它就会收效甚微。听完医生一席话，我觉得有些道理。从此，我对药物也没那么排斥了，认真按时按量服药。这段经历对我日后很有帮助，与其因为怀疑医生而陷入痛苦之中，倒不如放下顾虑，勇于提问，这样才能更好地理解治疗过程并从中受益。

按时按量服用药物后，我的日常生活逐渐恢复了正常。首先，我恢复了食欲。在抑郁症最严重的时候，我对食物根本没有胃口，即使饥肠辘辘也食不下咽。我记得有一次在高速路服务区，发生过这样的事：那天直到下午我都没有吃东西，觉得自己应该吃点什么，于是我在服务区的便利店和美食广场绕了好几圈，但没有找到特别想吃的东西。旁边有几个看起来跟我年纪相仿的人互相询问："你想吃这个还是那个？"我内心着实羡慕，他们竟然有这么多想吃的东西，反观自己，毫无食欲，这让我感到十分沮丧。

服用了一段时间药物后的某个周末，我打开了冰箱门，发现冰箱里的东西没有一个能引起我的食欲。于是我就拿了钱包去附近超市，买了牛奶、麦片和酸奶等。回家的路上，我才意识到我已经很久没有因为内心的渴望，而非仅仅出于需要而去超市购物了。

药物治疗不仅改善了我的食欲，我的睡眠质量也有了显著提高。吃药后我通常能够连续睡上6个小时左右。尽管有时多梦，睡不足6个小时，但能够熟睡就已经非常好了。以前，我每过1个小时就会醒一次，吃药后我会连续睡3～4个小时后才醒来一次。我欣慰于即便没吃安眠药，只靠吃抗抑郁药物也能睡好觉。后来，为了进一步提高我的睡眠质量，医生给我开了安眠药。现在我可以连续睡上6～8个小时，而且睡得很安稳。

我解决了人类生存所必需的饮食和睡眠问题，产生了其他的欲望。我找到喜欢的歌来听，也找出了爱读的书来读。在网上看到喜欢的文章时，我就把它转发到社交平台上或存储在手机记事本里。那一刻我有点小激动，这种感觉很好，我已经很久没有感受到了，令人难以置信。我又开始三三两两会见朋友，在抑郁症最严重的时候，别说出门访友，就连回复短信的能量都没有。

从第一次去医院到逐渐恢复状态，历经7个月之久。我翻看手机，这7个月里几乎没有和朋友拍过照片，也没有值得分享在社交平台上的东西。这时，我觉得我的杯子虽然还很脆弱，但是裂痕似乎都被修复好了。我再次向医生询问心理咨询的事情，没想到他同意了。我很开心，甚至不敢相信这是真的：我真的可以开始做心理咨询了吗？

在接下来的2年时间里，我看精神科和做心理咨询双管齐下。周围有很多人问我哪一种效果比较好，因为我不是专家，也不了解其他患者的具体情况，所以我无法给予确切的答复。我的意见是，不管是看精神科还是做心理咨询都需要碰运气。不同的精神科医生或心理咨询师，其效果也会千差万别，并不是遇到一个好的医生或心理咨询师就万事大吉，还需要仔细考虑自己目前遇到的困难，以及与哪位医生或心理咨询师探讨困难比较合适。尽管很难马上做出判断，但是**了解医生或心理咨询师的擅长领域也很重要**。

我能够分享的只有自己和病友的经历。有一位病友，当时他的"心灵的肌肉"非常脆弱，他只通过心理咨询来应对抑郁症，因为他对药物和医院都有着极大的抗拒，也没有听从周围人的建议去看精神科。他虽然进行了将近2年的心理咨询，但仍然难以正常生活，除了去做心理咨询以外，他几乎不踏出家门。

他的心理咨询师并没有做错什么。辞职后，他过着深居简出的生活，只有做心理咨询时会才走出家门。心理咨询师了解到他生活困难后，还主动把心理咨询费减免了一半以上。当时，心理咨询师就是他与外界唯一的联系。

可是，问题就出在了这里。他很感谢心理咨询师，为了不让心理咨询师失望，于是在进行心理咨询时，他谎称自己的抑郁症有所好转。事实上，这样的心理咨询对缓解抑郁症根本毫无效果。这个案例说明，尽管遇到了很好的心理咨询师，且彼此有着朋友般的默契，但如果缺乏诚实沟通，心理咨询就无法起到任何作用。

现在，他既进行药物治疗，又进行心理咨询。虽然他还是非常依赖医生和心理咨询师，但相比之前已经有了很大进步。因此，如果有人问我："去看精神科和做心理咨询哪种效果更好？"**我会建议：如果你无法正常生活，应该先去看精神科医生；如果你能够正常生活，但感到严重的抑郁或焦虑，那么去做心理咨询是可以考虑的选择。**

你现在在想什么？

☂☃☀☁

在精神科治疗7个月后，医生建议我可以同时开展心理咨询。于是我打电话联系了朋友推荐的一家心理咨询中心，在电话中说明了自己正在精神科接受治疗，并希望能够同时进行心理咨询。当时所有的预约都已经满了，所以我的心理咨询被安排在1个月后。

我怀着既渴望又有些抗拒的矛盾心情前往心理咨询中心。我真的需要心理咨询吗？它会有效果吗？心理咨询师会是一个什么样的人呢？我从地铁站出来徘徊了许久，从大街走入小巷子，从小巷子又拐入一条更窄的巷子，难道会是这里？根据地址一路找来，心理咨询中心居然位于普通住宅楼里，入口处挂着一个门牌，上面写着心理咨询中心的名字，门牌旁飘着一条黄丝带。

推开门进去，里面确实有心理咨询中心的氛围，接待室里摆着看上去很舒服的沙发，沙发后面是书架。通过书架上的书籍就可以对这家中心或这里的心理咨询师有一个大概的了解。我心里暗自庆幸自己果然来对了地方，但同时又有些反感，怀疑这里的心理咨询师只会说一些冠冕堂皇的大道理。如今回想起来，当时的我对世间的一切都充满怀疑，尤其是所谓道德正义的事情。那时的想法很大程度上是由抑郁症引起的，抑郁症越严重，人的心胸就越狭隘，只在乎自己的身心健康，对其他事情毫不关心。

我怀着几分疑虑开始了第一次心理咨询。大概是看美剧太多，我脑海里想象着心理咨询的场景：我躺在长长的沙发上，心理咨询师对我的童年经历进行提问，在心理咨询过程中，心理咨询师发现了连我自己都没有察觉到的创伤。回过神来，我小心翼翼敲响心理咨询室的门，一位长我几岁的女士微笑着迎接我，这就是我跟心理咨询师的初次会面。没想到，这次见面竟然开启了长达2年多的咨询旅程。

在一间小房间里，我们隔着一张桌子面对面坐下。沙发松软舒适，上面还放了几个靠垫，与精神科诊室一样，桌子上也放着抽纸。心理咨询师询问我为何而来，是如何找到这里的，以及希望通过心理咨询获得什么。我告诉她，自从被确诊为抑郁症，我已经接受了一段时间的治疗，但是仍然因为抑郁症而过得艰难，希望通过心理咨询来减轻抑郁症。

心理咨询师问了很多问题，但具体的细节我想不起来了，只是清楚记得自己的回答毫无头绪，明明问的是问题A，结果我稀里糊涂回答的是问题B。好几次我停下来问："哦，您刚才问的问题是什么来着？"此外，当时的我已经知道，不管是在医院诊室，还是在心理咨询室都是可以哭的，所以我一边抽着纸巾，一边放心地哭。心理咨询师一边默默地聆听，一边把我的回答记在了纸上，就这样50分钟很快过去了。

初次心理咨询结束后，心理咨询师建议我一共做8次心理咨询。每次心理咨询的时间是50分钟，因为每周一次经济负担重，所以我决定每隔一周去一次。她解释说之所以要提前确定心理咨询的次数，是因为心理咨询要循序渐进地进行，如果只进行两三次心理咨询并不会有明显的效果。于是，我在合同上签了字，合同上写明对心理咨询内容进行保密，但如果判断出来访者可能有自残或自杀危险，将联系监护人，我把当时的恋人写为了监护人。

结束心理咨询后，我走在回家的路上，一阵空虚感涌上心头。我刚才究竟在做什么？这简直就像在跟老朋友见面聊天一样。心理咨询师好像跟我年纪差不多，她真的是专家吗？（事实证明，她确实是专家）。如果每次都像第一次这样聊天怎么办？我已经支付了费用，还剩下7次心理咨询。以后的几次心理咨询都和第一次差不多，主要就是聊聊我的近况、想法和感受。

那段时间，我的日常生活中没有什么特别的事情发生，我的状态也没有明显好转，所以我也没有什么特别的东西可以说。"嗯，我也不清楚""我没什么其他想法""我没想过""我记不清楚了"和"我不知道感觉和想法有什么不同",我一问三不知。终于在某一次心理咨询时,我突然清醒地认识到,被问到的都是关于我的个人问题,我却什么也回答不出来,这就是我需要心理咨询的原因。

心理咨询师给我留的第一份作业就是"提问"。不管遇到怎样的情况,都要问自己以下问题。

我现在的感受是什么?

这种感受是烦躁吗?是厌烦吗?是无助吗?还是生气?

如果想打对方,可能接近生气。

我为什么会在这种情况下感到生气呢?

生完气后,我该怎样处理现在的情况呢?

这是我第一次如此详细地审视自己的感受,我之前从没有想过感受会有不同类型,所以对感受问题感到陌生;也正是因为之前浑浑噩噩地生活,所以心理咨询师问起"你现在在想什么"时,我给出了一个荒谬的回答"我在想我应该想什么"。

现在，我觉得自己做得好了一些，偶尔会把自己的想法和感受写在笔记本上，但大多数时候并没有什么想法和感受，所以笔记本上会写"今天发生了某些事情，但我对这些事情没什么想法和感受"。**我还感悟到，觉察自己的感受或想法，是需要花很多时间和精力的，如果不能停下来省察自己，很容易就错过了解自己感受或想法的机会。**

提问的好处是能够明确自己的优先顺序，所谓优先顺序既是我个人对事物喜好的排序，也是我在面临一些情况时辨别事物轻重缓急的排序。比如以前周末想休息，朋友却约我见面，我很难开口拒绝，但赴约后，又会对自己未能拒绝而感到难受。那时正是我身心俱疲的时期，我不知道是顾及别人的感受重要，还是独自休息更重要。

现在，我会先问自己：我有多想去赴约？我有多想在家里躺平休息？如果不去赴约，我会不会后悔？如果赴约，我会不会感到抑郁？我会把这些想法量化，一旦知道了自己的优先顺序，就更容易做出决定，并且做好决定后，尽量不再去纠结它。

当发现了自己的心理变化后，我再也不觉得聊天式的心理咨询是浪费时间。原本只是为了缓解抑郁症，我才去心理咨询中心，但后来居然可以通过心理咨询更加深入地了解自己，这也算是一举两得了。我在结束了8次心理咨询后，依旧进行着不定期的心理咨询。在抑郁症比较严重时，我会每隔一周去咨询一次；只要症状有所减轻，我就改为每隔一个月去一次。当然，直到现在，想要省察自己也并非易事，但至少我学会了问自己"你现在在想什么？"。

TIP 4

如何找到适合自己的心理咨询中心

正式心理咨询前要进行受理面谈

受理面谈是正式心理咨询前进行的一项服务，心理咨询助理会初步了解来访者的情况。尽管我本人没有进行过受理面谈，但如果时间充足，进行受理面谈则更好些，因为大多数受理面谈是免费的。

通过受理面谈，来访者可以了解心理咨询中心所提供的心理咨询服务，也能更加清楚地了解自己的需求。与其因为心里难过就盲目地开始心理咨询，不如先思考一下在众多让你感到抑郁的因素中，哪一项是最紧急的，然后将其作为心理咨询目标。

如果某个心理咨询中心并非专门解决你遇到的心理问题，那么不妨考虑更换其他心理咨询中心。比如病友 A 专门去了一个有她喜欢的心理咨询师的咨询中心，但是通过受理面谈后，她最终去了这个心理咨询助理推荐的另一个心理咨询中心。因为在受理面谈过程中，心理咨询助理了解到 A 希望心理咨询师能够了解女性主义疗法，因此就推荐了一个在女性主义疗法方面更为专业的心理咨询中心。

心理咨询展开的方式（计划）会因心理咨询中心和来访者的不同而有所不同。

以我为例，我在进行心理咨询时，心理咨询师没有使用任何教材，都是想谈什么就随心所欲地聊起来。有时候，心理咨询师会给我留作业，但即使没完成作业也无碍于进行下次心理咨询。所谓作业就是量化焦虑和抑郁的程度、周末见朋友，以及在感到焦虑时如何让自己平静下来等。

病友 B 进行心理咨询时则使用了教材，根据教材确定心理咨询次数和进度，并有相应作业。他可以根据教材对下次心理咨询进行预习，这样的心理咨询非常系统化，以至于他说就好像请了家教上课一样。因为他的心理咨询目的是矫正问题行为，而不是缓解抑郁和焦虑，所以这种方式对他来说再合适不过了。

如果你是因为极其抑郁而需要安慰，那么以同理心为中心的心理咨询更加适合你。一个典型的例子就是病友 C，他因抑郁症导致在人际关系方面存在困难。心理咨询师给他的作业是在谈话中变换话题、向医生询问药物的详细成分等，可是他的心理咨询没能做到最后，因为他连自己的身体都难以控制，更没有多余的能量完成作业了。当时他真正需要的心理咨询是倾听和安慰。

由此可知，心理咨询的方式根据想矫正的问题、来访者所处的情况而大相径庭。因此，在寻找心理咨询中心之前，建议先仔细思考自己想要的心理咨询方式，在实际心理咨询过程中，也要勇敢地向心理咨询师提出自己的需求。

寻找患抑郁症的原因

☂☁☀☁

当我被诊断出抑郁症时，我最想知道的是为什么自己会患抑郁症。然而，无论我怎么回想，都没有找到在发病早期或发病前发生了什么特别的事件。我在一个和睦的家庭环境中长大，身边的人都对我很好，我也在做着自己喜欢的工作，所以爸爸说："你这是不愁吃穿，过于安逸，才患了抑郁症。"

即便是没有经历特别事件也可能患抑郁症。日本精神科医生冈田尊司在《医生，我患了抑郁症吗？》一书中明确指出，原因明确的反应性抑郁症通常症状较轻，并且可能在短时间内得到缓解。这本书里还提到了德国医生埃米尔·克雷佩林关于精神疾病的分类，他把精神疾病分为内因性（由遗传或体质造成），器质性（由大脑功能损伤或身体疾病的二次影响造成）和心因性（由压力和心理打击造成）等。虽然这种分类方法并不一定是正确的精神疾病分类，但它有助于我们理解抑郁症的多样性。

那么，我属于哪一种类型呢？首先，我不是器质性类型，那是内因性类型吗？我最先想到的是我胆小怕事的性格，害怕与别人发生冲突。有位朋友称我为"和平主义者"，但是真正的和平主义者是为了和平斗争的人，而我是避免发生冲突的人。我总是在察言观色，只有快速察觉对方的情绪变化，才能避免冲突的发生。为了能看懂别人的脸色，我总是精神高度紧张，这让我身心非常疲惫。

通常，小时候经常被父母责骂的人长大以后会变得善于观察别人的脸色，但我小时候并没有受到过很多的训斥。上小学之前，我是由外婆带大的，外公外婆总是对我百依百顺。

外婆年轻时伤了腰，所以不能提重物，但她因为我喜欢山坡上的秋千，就每天背着我爬山坡。比起跟小朋友们在一起玩，我更喜欢缠着外公外婆玩，因此，外公不得不带着我去上班。我至今仍然清楚地记得我坐在外公的椅子上玩耍，而外公则坐在另一张椅子上工作的场景。

我曾经和妈妈谈起了为什么我会成为一个善于察言观色的人，我们得出的结论是"因为妈妈"。妈妈在我和妹妹们小的时候并没有过多的唠叨，也不会表现得过度的忧虑，甚至在我们读完大学后，她也没有要求我们把成绩单带回家给她看。

但是，妈妈给了我一种平淡的爱。我从深受外公外婆的宠爱到接受这种平淡的爱，这样的转变让我感到无所适从，仿佛从一个集万千宠爱于一身的世界到了另一个陌生的新世界。外公外婆从来都不舍得训斥我，外婆就连看到我大口吃饭都会表扬我"哎呀，宝贝吃得真香"，而妈妈看到我大口吃饭却不以为然，视之如常。

在外公去世后，我开始和父母一起生活，那时能够表扬我的人只有妈妈和爸爸了。我既害怕着妈妈，却又极度渴望妈妈的赞扬。只要妈妈说"荷妮做得真棒"，我就一整天都在回味着这句话，沉浸在喜悦之中。

"你会不会是因为从小总是看我的脸色，所以长大后就习惯于看别人的脸色呢？"

这个结论是妈妈先得出的。貌似如此。雪上加霜的是，我的工作性质很容易受到他人的评价，作为一名记者，每天都有能够写成新闻报道的事件发生，而同行竞争异常激烈。即使是同一新闻事件，也会有优质报道、普通报道和差报道之分。从选择报道角度开始，同行之间就开始了竞争，还要比拼完成的速度等。这种竞争下的劳动成果是公开的，任人品评。

赞扬总是令人愉悦的。只要有人说我写的新闻报道不错，即便他们可能出于礼貌，我也会回味一整天，就像小时候听到表扬时的感觉一样。当我的文章发布在门户网站首页上时，我会激动万分，每隔10分钟就点开我的文章，查看有多少评论和点赞。如果看到恶意评论，我还会反问："你认真读过文章了吗？"同时，当我看到主编长时间沉默或长舒一口气时，我的心跳就会加速，担心是否我的文章出了问题。这是我确诊前的生活情况，但我不知道这些情况是不是造成抑郁症的原因。

人们对抑郁症患者往往抱有刻板印象，习惯用自己的思维方式来理解抑郁症患者，因为这样理解起来更加容易。如果抑郁症患者与刻板印象不符，他们可能就会受到怀疑。我也很难接受自己患抑郁症的事实，毕竟我生活无忧，从小在万千宠爱中成长，为什么会患抑郁症？可事实却是，原因并不会立即导致结果，而且有些结果根本找不到明显的原因。

妈妈把我患抑郁症的原因归咎于她自己，她认为没有对我表达出足够多的爱。但事实并非如此，引发抑郁症的众多原因之一是我的性格——我太在意他人的脸色。而导致这种性格形成的因素之一是我的妈妈。更准确地说，不是妈妈，而是"向另一世界的转换"。我的成长环境发生改变——离开外公外婆，与父母同住。这塑造了我的性格。如果我得到了妈妈更多的赞扬，我是不是就会变得更加大胆，而不是一个总是察言观色的人呢？如果我变成了一个大胆的人，是不是就不会得抑郁症了呢？我无从得知，也许到时候我又会认为是其他原因导致了抑郁症。

焦虑时，让自己暂时停止思考

被诊断为抑郁症的同时，我还得知自己患了焦虑症。焦虑症是一种表现为异常的焦虑和恐惧的情绪，并给日常生活造成困难的精神疾病，主要包括惊恐障碍、社交焦虑障碍、分离焦虑障碍和广泛性焦虑障碍等。我属于广泛性焦虑障碍，其特征是对不值一提的小事感到持续的担忧和焦虑，这种情绪可能会变得严重。

焦虑和担忧是常见的情绪，只要一想到未来，每个人都有可能感到焦虑和担忧，因为不知道未来会发生什么事情。适度的担忧和焦虑能够帮助我们处理事情，但是患焦虑症的人会过度担忧和焦虑，不断思考尚未发生的事情，从而形成恶性循环。

　　我总是因为一些微不足道的事情感到焦虑，导致出现异常行为。有一段时间，我在出门之前像疯掉了一样拼命翻包，就是为了检查包里是否有我需要带的东西。这个行为本身不算什么，很多人都可能会这样，但我的问题是已经翻了好几遍包，甚至在 30 秒前刚确认完，我还是会继续站在玄关处不停地翻包，因为我仍然感到紧张，所以无法轻易走出家门。

　　此外，在面对未曾经历过的事情时，我的焦虑情绪会变得极为严重。有一次我去银行申请贷款，打算申请到贷款后马上办理停薪留职，然而突然想到"万一银行发现我的计划怎么办？""如果贷款不成功，我的首付就没有了，银行不会给公司打电话吧？"。我叮嘱妹妹们不要和任何人泄露我要停薪留职的事情，生怕有人会泄漏消息。

　　现在回想起来，那些想法近乎妄想，但当时的我并没有察觉到这一点。事实上，极度焦虑会导致妄想。一说起妄想这个词，听起来有些危言耸听，但实际含义却并不夸张。在描述焦虑症的情况下，妄想的含义是"即使不符合逻辑或存在矛盾，仍保持着错误的信念或认知"。比如即便当时银行根本无从知晓我的停薪留职计划，我也为此足足担心了将近 1 个月。

我就是一个被焦虑缠身的人，当时的我不知道如何调节焦虑情绪的方法，也不认为自己能够控制住焦虑情绪。在接受心理咨询的过程中，我说最多的话就是"我害怕……""我担心……"和"要是……怎么办"。心理咨询师告诉我，焦虑是可以被控制住的，他提议我"暂停一下"，也就是说暂时停止焦虑的想法或引起焦虑的行为。

首先，我决定暂停在玄关翻包的行为，并改为遵循以下流程：

1. 先慢慢检查包里的东西是否带齐，然后走向玄关；

2. 在玄关处不翻包，而是等待 30 秒；

3. 如果实在着急，等不了 30 秒，那就等待 10 秒；

4. 如果等待 10 秒或 30 秒后，焦虑仍然没有消失，就再最后翻1次包，并果断出门。

刚开始，我的手总是很痒，总想翻包，如果发现有东西落下，我就迅速找到并放进包里。我站在玄关前，闭着眼睛，靠着墙快速数完30秒。不知道是不是安慰剂效应，我的焦虑情绪稍稍有所缓解，且包里装好了所有的东西，这下我终于安心了。1周后，我就不在玄关踌躇不前，而是可以顺利出门了。

这个方法也可以用来处理担忧等情绪。在和前男友分手1周后，我突然想起有人跟我说过："他要是找新女朋友，估计连1周都不用。"我的心猛跳，很快找到了已经被我删掉的前男友电话号码，还去他的社交账号上查他的个人资料，放大他的头像照片，企图找到蛛丝马迹。

看了一会儿他的头像照片后，我想起了心理咨询师所说的"暂停一下"，于是我放下手机，深呼吸，不到5分钟，我的心跳就恢复正常，焦虑情绪消退了。如果我没有停下来，我就会浏览前男友社交媒体上的全部照片，甚至可能会打电话质问他是否真的找到了新女友。这些行为会让我变得更加焦虑，**人在焦虑时做出的决定往往是错误的。**

　　暂停一下的方式因人而异，我一般会默诵数字来停下思考。如果在这时走神，我就尝试感受身体的感觉，这是在心理咨询时学到的方法。比如走路时，我把注意力集中在脚底，感受脚底接触地面的感觉，或者把注意力放在手指或脚趾，感受它们动来动去的感觉，以及慢慢地眨眼。

　　我有一位病友，当他感到焦虑时，他会拉动并松开戴在手腕上的橡皮筋，通过把注意力集中在橡皮筋弹打在手腕上的感觉来停止焦虑。也有人会把焦虑的想法写在手机上，然后就忘记了。重要的是，控制焦虑情绪的方法必须简单且随时随地都能执行。如果能找到适合自己的方法来应对焦虑，生活就会变得更加轻松。

　　学会暂停一下后，我认识到所有的情绪都是暂时的，并不会永远存在，区别仅在于不同的情绪给大脑带来的刺激强度不同。无论多么悲伤，总会停止哭泣；生气时大喊大叫，气消后就会感到后悔；快乐的感觉也会很快消失，让人感到空虚。焦虑和担忧的情绪也是暂时的，只是需要多花一点时间和精力去应对。

想象中担忧的事情并不会发生，我担心的银行贷款并没有出现任何问题，其他事情也是如此。**因此，当担忧某些事会发生时，不妨试着告诉自己"这不会发生的"，以此来度过那些焦虑时刻。焦虑情绪和其他情绪一样，总会过去的。**

TIP 5

心理咨询师能提供哪些帮助？

对患者或来访者来说，精神科医生和心理咨询师之间最大的差异在于关注点不同。

精神科是治疗精神疾病的地方。虽然不同的精神科医生专业擅长不同，但他们主要关注的都是症状，比如睡眠是否良好，饮食如何、遇到特定情境时的感受如何，以及服用药物时是否感觉不适等。根据这些症状，医生会调整药物剂量和种类。

心理咨询师则更加关注来访者的内在心理状态，探究为什么会有那样的感觉，以前是否经历过相似的情况，以及如果将来发生相似情况将会如何应对等。在心理咨询过程中，来访者会很自然地谈论平时的想法，过去经历如何影响了这些想法，以及个人的人生目标和追求的方向等。在心理咨询过程中，会触及来访者未曾想到的各种话题。

初诊（精神科医生）和初次访谈（心理咨询师）也会有不同的侧重。在初诊时，患者被告知病情；而在初次访谈时，来访者和心理咨询师共同确定心理咨询目标和心理咨询次数。

精神科与心理咨询中心的侧重点不同，造成了心理咨询时间和就诊时间的不同，以及治疗者与患者、来访者的关系也不同。精神科除了初诊以外的就诊时间都不长，初诊时间一般为 30 分钟到 1 个小时，以后的就诊时间根据医院而异。我现在就诊的医院的就诊时间是 15~20 分钟，而之前在其他医院就诊的时间大约是 5 ~ 10 分钟。

1 次心理咨询的时间通常是 40~50 分钟。乍一看，会觉得 50 分钟似乎很长，但在心理咨询过程中，就会发现时间并不显得很长。心理咨询的质量取决于心理咨询的方式，当我熟悉心理咨询后，我会优先说出需要哪些专业帮助，或者倾诉没有对任何人说过的秘密。

通过心理咨询，来访者和心理咨询师建立了亲密关系，尽管患者也能够和医生建立亲密关系，但是关系的种类有所不同。患者和医生的关系是基于症状信息的不对称关系，医生拥有权威和主导权；而心理咨询师与来访者之间的关系更像是共同完成一件事情。

对比之下，你可能认为心理咨询更舒适、压力更小。但这要根据个人的实际情况来定。**如果出现幻听或妄想等症状，去医院治疗比进行心理咨询更有效果；出现睡眠障碍或饮食障碍时，药物治疗比心理咨询更有效果。因此建议在身体症状得到缓解后，再去进行心理咨询比较好。**

心理咨询费用可能会让很多人望而却步，因为这笔费用并非小数目。虽然心理咨询费用是一项负担，但它也可以为来访者赋予治疗的动力，并增强他们对治疗的责任感。来访者在交完费用后往往会想，既然我交了这么多的心理咨询费，就不能浪费每一分钟。

如果迫切需要进行心理咨询，却因心理咨询费用而犹豫，不妨打电话向各个心理咨询中心问询，像对家庭暴力、校园欺凌、性暴力、职场欺凌、仇恨犯罪和自杀冲动等进行心理咨询，可能可以获得民间团体或政府机关的帮助。

没有无价值的事情

✹☂☀☁

"你现在的心情怎么样？"

"比以前好多了，但我仍然觉得我写的新闻报道对社会造成负面影响。"

"你现在还想辞职吗？"

"是的，我还是想辞职。"

"为什么呢？"

"我的工作并没有我想象的那么糟糕，但也没有我想象的那么好。"

"如此说来，那些工作不得心应手的人都应该辞职吗？"

"……"

我喜欢被称赞，听到称赞时，虽然也怀疑别人是否出自真心，但是得到称赞总比没有强。在抑郁症初期，我换到别的部门工作，受到称赞的次数明显减少，好像没有人读我的新闻报道，我因此无精打采。每天仿佛都在提醒我自己的无能，这让我很痛苦，于是下决心要辞职。

在心理咨询过程中也谈到工作，心理咨询师说我产生这些情绪和想法的前提可能是错误的，建议我以事实为依据。我们一起阅读了近几个月里我写的新闻报道，它们难道真的没有一点儿价值吗？并非如此，也许有些新闻报道写得不太好，但也不是没有价值。此外，没有人读的前提也是错误的，因为没有哪篇新闻报道浏览量为零。

每个人都有自己熟悉的情绪，心理咨询师将这种情绪称为核心情绪。当时的我很熟悉无助、抑郁和自责等情绪，这些核心情绪影响了我对现实状况的理解。我们常常以为，在事情发生时，我们会先客观地看待情况，然后感受到相应的情绪，但实际上，我们的核心情绪会先出现，并由它来解释情况。认知行为治疗就是利用这个原理来进行治疗的，它是治疗抑郁症或其他精神疾病的方法之一。

情绪会影响想法，反之亦然。认知行为治疗通过改变想法来改变情绪。为了改变想法，首先必须确认自己所处的情况是否真实。比如心理咨询师要求我重新读一遍我认为对社会造成负面影响的新闻报道。读完后，我不禁感叹，以前的我怎么会认为自己的新闻报道会对社会造成负面影响呢？

心理咨询师说，为了改变想法，我必须问自己以下几个问题：

1. 发生的事情是真实的吗？

2. 我对这件事有什么情绪？

3. 这种情绪是否适合当时的情况？

4. 如果是不合适的情绪，我该如何应对这件事情？

这样的顺序不同于我以前自然而然出现的顺序——先

认知情绪、然后判断情况并产生想法。如果我能做好调整，生活也许变得更轻松，我想认真尝试。

我和心理咨询师一起制定了作业，旨在改变我对工作和人际关系的感受和想法。自从患抑郁症，我害怕和别人联系。如果接到问候或相约见面的电话，我就会感到心跳明显加速。相比之下，工作联系反而让我更加舒服，因为我要做的事清晰明确，也没有必要过分关心对方的感受。

我向心理咨询师表达了这种恐惧、不适和害怕的感受，但说出来我自己都觉得奇怪，因为我通常是一个很好相处的人，甚至常常被人评价为很有亲和力。

"别人的问候电话会伤害到你吗？"

"不会，可是我讨厌人们约我见面，这会让我的心情变得很糟糕。"

"见面之后，说不定心情会变好的。你觉得别人为什么要约你见面呢？"

"嗯，估计他们没有人可见吧。"

"是这样吗？如果这样的话，为什么约的是你呢？"

"因为我爱笑，又不会制造尴尬的场面，换句话说，我好欺负呗。"

"那换成是你自己呢？你会因为别人好欺负就约他见面吗？"

"嗯，不会吧……"

回答时，我一边哭一边笑。既因我的想法感到可笑，又因我不能善待自己而感到难过。心理咨询师让我再次思考事情的真实性，人们真的是因为我好欺负才联系我的吗？当然不是，那么我就没有必要感受到恐惧、不适和害怕的情绪。原来，我是被情绪控制了，所以没能够看清情况。

心理咨询师建议我不要想太多，以轻松的心情去见朋友，并且在见面的过程中觉察自己的状态。认知行为治疗包括认知治疗和行为治疗两个部分，**认知治疗是纠正引起负面情绪的错误想法，行为治疗则是让自己去接触并适应感到害怕的行为。**

确实如心理咨询师所说，和朋友的见面根本不能威胁到我，甚至在见面的过程中，我感到了温暖和安全。从此以后，当我害怕跟人见面时，我就回想起之前和朋友见面的感受——温暖和安全。我会不断对自己说"我很安全，我很安全"，这样即使我不吃药，也能缓解焦虑、担忧和恐惧等情绪，这就是药物治疗和心理咨询双管齐下的好处。

但人是很难改变的，几次的认知行为治疗并不能完全改变我对世界的认知。我还是对自己写的大部分新闻报道心存不满，觉得可以写得更好，或自责没有写好，但至少不会给自己打零分了，因为我现在知道，无论如何总还是会有点儿价值的，我甚至会把一些没写好的新闻报道当成错误示范。虽然收到朋友的邀约我还是感到有压力，但比之前轻松了许多，我知道并非因为我好欺负他们才约见我，而是另有原因，我也不再想要探究具体原因，只会想"原来他们很喜欢我"。这样一来，不知不觉中，我的腰杆挺直了，精神也好了许多，而且还感激对方想着我，能做到这个程度，我就心满意足了。

TIP 6
有哪些心理治疗方法？

　　精神健康社会工作者尹哲浩使用了一种形象的比喻来总结3种心理治疗方法："只要一直往外掏就一定有办法把体内的'杂质'掏出来，换句话说，就是要'打破砂锅问到底'，这就是精神分析治疗的理念。这里提到的"杂质"指的是问题行为、情绪或想法。与精神分析治疗不同的是，认知行为治疗并不试图彻底把'杂质'掏出来，而是教会个体找到一种方式来管理和控制这些'杂质'，就像找到了一个盖子把'杂质'盖上。当尝试了各种方法仍不见效时，就先把'杂质'放在一旁，学会不去刻意关注它们，这种方法是正念。"正如尹哲浩所说，心理治疗有多种不同的方法，每种方法都有独特的理念和技术。

精神分析治疗

　　精神分析治疗被认为是心理治疗方法中最深入的一种。与其他心理治疗方法相比，来访者和精神分析师之间的心理咨询质量是最高的。这种方法每次咨询时间约 50分钟，每周进行 4 ~ 5 次，整个疗程可能至少持续 3 年。

　　精神分析治疗的一大特点是自由联想。来访者被鼓励自由地表达自己的情绪、脑海中的想法和图像、过去的经历以及对未来的期望等。如果精神分析师能够巧妙地引导对话，就能够帮助来访者用语言表达出内心的冲突、无意识的内容以及理不清的想法和情绪。

　　当想到心理治疗时，我们往往会联想到沙发。进行精神分析治疗时，来访者通常会半躺在沙发上。这样的设置有助于激发来访者的无意识思维，并且减少了面对面交流时可能产生的影响，例如，来访者为了得到精神分析师的表扬或认可而做出迎合行为。

　　精神分析治疗虽然能够将治疗进行得非常深入，但是随之投入的时间和费用也十分可观，因此对许多人来说，开展这种治疗可能较为困难。

认知行为治疗

认知行为治疗是一种众所周知的心理治疗方法，它的目标是通过改变人们对事件或感受的错误认知，从而促使行为发生改变。通常情况下，人们可能会误以为是某个具体事件（A）直接导致了他们的反应或情绪（C）。然而，认知行为治疗认为，实际上触发这些反应或情绪的原因往往是个人对该事件的想法或认知（B），而非事件（A）本身。因此，通过调整这些想法或认知（B），就可以改变由此产生的反应或情绪（C）。

例如，我曾深陷抑郁的其中一个原因是我认为自己的工作毫无意义。如果我没有接受认知行为治疗，就可能认为把工作做得更好（A），才能摆脱我的抑郁情绪（C）。但是通过认知行为治疗，我才认识到问题出现在我觉得工作毫无意义的想法或认知（B）上。

认知行为治疗还用于治疗惊恐障碍和社交焦虑障碍，帮助患者积极面对并克服这些问题情境。例如，假设某人在公交车上曾经历过一次惊恐发作，那么他之后可能不敢再乘坐公交车，甚至一看到公交车都会感到心跳加速。如果他决定余生不再乘坐公交车还好，若非如此，就有必要接受行为治疗。治疗的一部分可能包括治疗师鼓励患者继续乘坐公交车，帮助他认识到乘坐公交车是安全的，并逐步克服这种恐惧。

治疗社交焦虑障碍也是类似的方式。以我为例，自从我和某个同事产生了分歧，我就开始害怕去公司，更不用说办公室了。甚至当我进入公司附近的地铁站时，我的心就会加速，肩膀和牙齿紧绷，手心出汗，担心那个同事会走进同一节车厢。为了避免遇见同事，我甚至选择了另外的地铁线路。

我把这个担忧告诉了我信任的精神科医生，他建议我在可接受的范围内，慢慢适应那些令我感到恐惧的对象。例如我可以先试着路过公司附近的地铁站，然后逐渐尝试走到地铁站检票口，最后尝试走到公司大楼前。这样做是为了让我认识到，诱发恐惧感（C）的并不是公司（A），而是害怕遇见那位同事的想法（B）。经过7个月的尝试，我现在只有1次在办公室产生害怕遇到那个同事的想法，而且我已经不再害怕经过公司附近的地铁站了。

正念

正念顾名思义是一种冥想式的实践方法，它源自佛教修行法中的"内观（Vipassana）"一词。这个词的意思是如实观察。尽管正念起源于宗教背景，但它本身并不带有宗教色彩，并且自1970年代至1980年代在西方开始流行以来，至今仍被很多精神科医生和心理咨询师广泛使用。

正念的核心概念包括如实观察、不判断、不批评以及接纳。这意味着要意识到自己当下的感受、情绪、想法、身体症状和所处的环境，并在觉察它们后给予更多的关注，而不是对当前的情绪或想法进行好与坏的评判，而是简单地接纳它们。

假设卧床一整天，你可能会批评自己虚度光阴，开始自责。但在正念实践中，我们被鼓励不要带有任何主观判断，而是问问自己真正想要做什么，如果答案是想继续卧床，那就继续躺着，因为**不加评判和批评本身就是一种有益于心理健康**。通过正念练习，抑郁和焦虑等负面情绪都会有所减轻。

心理治疗之所以必要，是因为药物无法改变人的思想方式以及对特定情境的反应。药物可能对缓解无助、沮丧和悲伤等感觉到的"情绪抑郁"有不错的效果，但对由消极思想引起的"思想抑郁"，以及像自残、暴饮暴食和过度睡眠等"行为抑郁"，药物往往难以起到根本性的改变作用。

　　精神健康社会工作者尹哲浩认为，抑郁症是由多种因素共同作用的结果，仅仅依靠药物并不能完全解决问题，还需要找出导致焦虑和抑郁的具体原因，并练习如何防御它们。在进行各种尝试后，找到适合自己的防御策略至关重要。此外，如果一直沿用过去的思考模式，很可能再次陷入抑郁，因此需要打破原有的思维模式。

最后一次心理咨询

心理咨询进行了 10 次左右后，它已经成为我日常生活中的一部分。每次心理咨询开始时，我都会感到紧张，心中充满疑问"这可怎么办？""那可怎么办？""我是不是很奇怪？"等，但经过 50 分钟的心理咨询后，我会感到平静，并开始思考如何将在心理咨询中学到的知识应用于实践中。每次前往心理咨询中心时的心情和完成心理咨询后的心情简直天壤之别，每次离开心理咨询中心所在的小巷子时，我都感觉阳光明媚。

心理咨询已经成为我日常生活的一部分，这也意味着我非常依赖它。每当在地铁上突然感到呼吸困难，或感到抑郁想要消失时，我都会给心理咨询中心打电话预约紧急心理咨询。我一直觉得自己过于软弱，但心理咨询师告诉我，与其自我批评，不如将这种软弱视为一种自我保护机制。

我已经持续进行了 2 年的心理咨询。2 年听起来是一段很长的时间，但实际上感觉并没有那么漫长，这是因为最初是每隔 1 周进行 1 次，以后则是每隔 3 周或 4 周进行 1 次。当药物治疗与心理咨询相结合后，我的抑郁情绪得到了缓解，因此后期去心理咨询中心的频次也减少了。从这方面来看，心理咨询对患者来说可能不太友好，虽然我们总会说"最了解自己的人就是自己"，但要想真正了解自己，不花费时间和金钱是不可能做不到的。

那天是一个平平无奇的日子，我坐在沙发上，与心理咨询师隔着一张小桌子面对面坐着。我一边摆弄着怀里的靠垫，一边谈论着我的近况。当面谈即将结束时，心理咨询师小心翼翼地说："你有没有考虑过什么时候结束心理咨询呢？"

这句话出乎我意料，我第一反应就是"为什么"。我不知道当时自己流露出什么样的表情。心理咨询师解释说，为我安排的10次"提高自尊心"的心理咨询只剩下1次了。之前的咨询目标是"减少抑郁情绪"，之后的目标变成了"提高自尊心"。当我问及为什么时，她说**心理咨询的目的并不是提供永久的帮助，而是帮助人们在结束心理咨询后也能独立地过上正常生活**。她的话是有道理的，这对我也是一件好事情。

当时，我的内心一隅充满了疑心和焦虑："这又不是免费心理咨询，我交了那么多钱，就这么结束了吗？难道心理咨询师觉得跟我进行心理咨询是在浪费时间吗？莫非心理咨询师觉得没必要再花时间在我身上，为其他人做心理咨询会更好？难道心理咨询师要抛弃我吗？是不是我做错了什么呢？"就在短暂的时间里，我的大脑中闪现无数想法。

我知道这些想法是错误的，但这些错误想法已经出现在我的大脑中了，我也无法阻止。即便我想甩开它们，也很难做到，而且每当我试图甩开它们时，反而会想得更多。心理咨询师会将我的这些错误想法比喻成水上漂浮的小黄鸭，即使我费尽力气把小黄鸭按下去，它们也会顽强地浮起来，而且在受到向下按压的力量时反而更快地从水中弹起来。最后，我鼓起勇气把我的想法透露给了心理咨询师。

"您听了我的想法后可能会觉得有些可笑，但我一听到要结束心理咨询，就想到您是不是觉得给我做心理咨询是在浪费时间。"

我知道自己可能想错了，因此感到有些尴尬，但同时也为自己敢于直言不讳而感到自豪。尽管我知道说出来可能会让自己感到尴尬，但这就是心理咨询赋予我的力量。即使一时羞愧，但为了不让情况恶化，我也不会勉强把小黄鸭向水里按压下去，而是选择告诉对方现在我的浴缸里正漂着一只小黄鸭。听了心理咨询师的回答后，我很庆幸自己勇敢表达出想法。

心理咨询师说大多数来访者在听到结束心理咨询的建议时，都会有和我相似的反应。我听到很多人跟我有相同想法时，心里感到踏实了许多。仔细想想，这确实有道理的，毕竟心理咨询师是最了解我的情绪和身体变化的人，是能够为我提供实际帮助的专家，一想到我再也见不到她，就很难平静地接受。

我说回去考虑考虑。几天后，我决定结束心理咨询。从此之后，如果在地铁上呼吸困难，恐怕就没有打电话可以求救的地方了，这让我感到很恐惧。但是，心理咨询师的那句话"心理咨询的目的不是提供永久的帮助"一直在我的大脑里盘旋。既然决定结束心理咨询，剩下的1次心理咨询就变得格外珍贵。我想把在心理咨询过程中学到的知识都梳理清楚，更重要的是，想跟心理咨询师好好告别。

在进行心理咨询的2年里，我从未给心理咨询师或心理咨询中心工作人员送过任何礼物。我经常给周围的人送礼物，但对心理咨询师刻意压抑了送礼的心思，担心我的无端送礼行为会给心理咨询师造成困扰，也担心心理咨询师会因为我送了礼物而对我特别关照。我明知心理咨询师并非厚此薄彼之人，但总觉得若私自送礼就破坏了某种"游戏规则"。

最后一次心理咨询，我不想空手造访，于是认真挑选了一份既不会给收礼人带来负担，又能让他们感到高兴的礼物：一盒精美的马卡龙。这样心理咨询师收到后还可以和心理咨询中心的其他工作人员一起分享。最后一次心理咨询，我提前 10 分钟到达心理咨询中心，把装有马卡龙的盒子放进了冰箱，冲好了咖啡，然后准时敲响了心理咨询室的门。

我记不太清那天我说了些什么。平时，我在进行心理咨询时总是哭哭啼啼，但唯独那天，我努力忍住泪水。如果我一旦哭起来，恐怕在跟心理咨询师告别时就会演变成号啕痛哭。心理咨询师安慰我不要太担心，如果我遇到困难，可以继续进行心理咨询，还说 1 个月后会打电话询问我的状态，这让我稍稍安心了一些。

"这段时间辛苦了。"

我们彼此告别，心理咨询师向我伸出了手，我也握住了她的手，虽然我强装镇定，但还是有些不自然。走出心理咨询室时，我刻意用沉着的语气告诉她冰箱里放了一盒马卡龙。虽然我极力表现出无所谓的样子，但她还是走出心理咨询室为我送行。我在玄关穿鞋时，努力保持着冷静的表情，但一走出玄关，我的眼泪就夺眶而出。

我从心理咨询中心走到地铁站的路上，眼泪不停地流淌，可以说是泣不成声。我不在乎路过的人怎么看我。虽然知道我和心理咨询师是有目的性地见面，但这样草草结束，我实在无法接受。不过神奇的是，我的哭泣中没有丝毫负面情绪，而是纯粹的悲伤和感激。

期待的心情是支撑生活的支柱之一。失去曾经拥有的支柱是非常痛苦的。心理咨询师说结束心理咨询就好像一把四脚椅变成了三脚椅一样。刚开始时我可能会坐得摇晃不稳，但最终会坐得很稳。心理咨询结束已经有一段时间了，我现在坐在三脚椅子上也很平稳，真心感谢心理咨询师在我困难时期成为我的支柱之一。

TIP 7

进行心理咨询时，如何做好自我保护？

【事件1】A女士于2018年2月去一家心理咨询中心做心理咨询。一开始一切都很正常，但不知从何时开始，心理咨询变得十分奇怪。心理咨询师告诉她"为了能使心理咨询更加舒适，选择酒店作为心理咨询地点更好"，建议在酒店进行心理咨询。A女士按照心理咨询师的建议预订了酒店房间，结果就在酒店发生了以心理咨询为借口的性侵事件。

【事件2】B女士在2003年走进了一位大学教授的研究室接受心理咨询。心理咨询进行了4个月左右，在这期间，这位教授对B女士进行了多次拥抱和亲吻等性骚扰行为。

B女士的丈夫向学校提出要求开除该教授，但校方却置之不理，B女士因受打击太大，企图上吊和跳轨自杀。

早在20世纪初期，西格蒙德·弗洛伊德就确立了禁止心理咨询师与来访者之间发生关系的原则。然而，我们仍然不时看到心理咨询师或精神科医生触犯这一禁忌的报道。尽管没有确切统计数据显示这种越界行为的概率，但根据相关研究估计，男性心理咨询师中有1%～12%的概率，女性心理咨询师中有0～3.1%的概率。

有人难以置信，正常的成年人怎么会受到心理咨询师的性侵呢？如果来访者在心理咨询过程中感到异常，不是应当机立断结束心理咨询吗？然而，来访者在心理和情感上极度心理依赖心理咨询师，因为心理咨询师是最了解来访者内心世界的人，且来访者也只有向心理咨询师毫无保留地袒露内心，心理咨询才能有更好的效果。

因此，来访者对心理咨询师产生移情也是正常的，这里的移情是指来访者将原本对过去重要人物怀有的情感转移到心理咨询师身上。这种情感既可以是性方面的，也可以是对心理咨询师绝对尊敬和信赖的情感。发生这种情况时，正常的心理咨询师会先向来访者解释什么是移情，然后帮助来访者认清这种情感转移的本质，最后再继续进行心理咨询。

值得重视的问题是来访者在受到心理咨询师性侵后内心所受到的创伤。美国心理咨询专家杰奎琳·博霍托斯博士曾在 1983 年发表的相关研究中指出，来访者在和心理咨询师发生性关系后，11% 的人遭受了巨大精神创伤，必须住进精神病医院进行治疗，其中甚至有 1% 的人选择自杀。

在进行心理咨询时，来访者需要警戒的不只是性关系，还要确保所有的接触必须在心理咨询室内进行。例如，如果心理咨询师公开了个人社交媒体账号，并允许来访者添加心理咨询师为好友，那么来访者如果已经对心理咨询师产生了移情，就可能通过社交媒体账号讲心理咨询师喜欢的故事，以取悦心理咨询师。即使没有出现移情，心理咨询师公开个人信息对心理咨询也毫无帮助。

此外，来访者也应该避免在心理咨询以外的时间通过电话、短信、邮件和信件等联系心理咨询师。因为这些沟通方式都是间接的、不完整的，并且可能具有紧急性质，这与在心理咨询室里进行的系统性和专业性的沟通完全相反。

心理咨询的目的是心理咨询师通过倾听来访者的故事来帮助他们解决问题。因此，心理咨询师向来访者谈及个人经历也并非妥当之举，即便是为了能让心理咨询顺利进行。但如果来访者已经产生了移情，那么在听到心理咨询师的个人经历时，他们就可能会产生共鸣、怜悯和亲近等情感。

如果心理咨询师把自己的个人问题向来访者述说，或把联系方式告诉来访者，甚至是提及如果来访者服药时出现副作用之类紧急情况可以打电话联系等，这并非良好信号。以我个人的经验为例，我换过几家医院，遇到的每一位医生都没有把联系方式告诉我，我的心理咨询师同样如此。只有当医生评估患者有较高的自杀风险时，才会提供联系方式给患者作为遇到紧急情况时使用，但在此之前医生会建议患者尽快住院。

关于此类问题，医生金善喜提出了相关基本界限，例如：**心理咨询必须在指定的时间和地点进行，不得与来访者发生私人及经济利益关系，心理咨询师不应向来访者讲述个人经历，来访者与心理咨询师之间不得互相送礼物等。**

第三章

抑郁症并不是完全相同的

"

唯有把自己照顾好了，
才能更好地与他人相处。

"

一定要成为完美的人吗？

玄关处响起了开门的声音，原来是 10 分钟前出门去上班的妹妹又返回来了，她好像去了一趟便利店，手上拎着的塑料袋里装着香蕉、方便面和面包等。慧美静静地躺在床上，透过虚掩着的门缝看着妹妹。不料，妹妹站在玄关门口哭了起来，拎起塑料袋朝着房间里使劲扔了过来，然后又出门了。慧美起身走向扔在地上的塑料袋，从里面拿出了一根香蕉。

妹妹常常像这样把买回来的食物扔在家里就走。其实妹妹最初是关心姐姐的，但是看着姐姐无所事事地宅在家里已经半年了，妹妹无法再忍受下去了。妹妹经常哭泣，偶尔甚至对着慧美大喊："你不如死了算了。"慧美自己也很明白这一点，她说："妹妹本来就很忙，还要照顾一个每天躺在床上的人。如果是我，也一定讨厌死了。"

慧美因患抑郁症已经两年没有出去工作了，一直宅在家里，无所事事。别人问她在家里干什么，她回答："整天都躺在床上。"当时的她最喜欢困的感觉，因为困了就睡觉，睡着了就能暂时忘掉现实。她总是在白天睡大觉，没有固定的起床时间，所以根本不喝咖啡，而以前上班时则靠咖啡续命。

"你看过《金氏漂流记》这部电影吗？电影里的女主人公要是想出一趟门，简直要折腾半天。我和她差不多，系运动鞋鞋带的时间就要好久。"

慧美大概每周去两次家附近的超市，这是她唯一的外出活动。连帽卫衣脏了也懒得洗，反着穿上就出门了。

宅家前，慧美是一个志向远大的记者。即使没有人指派，她也会工作到很晚，如果新闻报道写得不满意，会为此伤心哭泣。不知从何时起，她上班迟到的日子多了起来，明明不觉得很累，就是不愿起床，只好急急忙忙打车去公司，但还是迟到了。她的工作效率也越来越低，即便是加班到深夜也不能完成工作。

这样的生活持续了一两个月之后，慧美向公司递交了辞职信，她不是不担心辞掉工作后的生活，而是更接受不了自己现在的状态，明知道自己有问题存在，却因为找不到问题的具体原因而感到烦闷。她觉得自己不能像从前一样处理好工作上的事情，总是给同事带来麻烦。公司领导看到她手拿辞职信时，问她要不要休个长假，但她拒绝了。她回想："那时好像已经是抑郁症初期了。"

不料在她身心处于没有能量的状态时，发生了一件意想不到的事情——当初要给她放长假的、挽留她的领导却在背后说她的坏话，而这正好发生在她应聘的新公司对她做入职背景调查的时候，导致原本打算聘用她的新公司取消了她的录用资格。那时她感受到的背叛是难以言喻的，除了感到被这位假意支持自己、挽留自己的领导背叛外，还对他人产生恐惧，这也是她选择宅家的一个重要原因。

宅家两年的日子几乎耗尽了慧美的积蓄，她开始焦虑不安，于是四处投递简历。笔试都很顺利，可每次一到面试就落选，因为她几乎没有去参加面试。虽然每次她都下了极大的决心去面试，但是身体却不听使唤、动弹不得，却也不是因为懒惰。当身体不听大脑使唤时，她才意识到自己出了问题，但那时还不知道自己患了抑郁症。

她只参加过1次面试，而且当天还迟到了1个小时。一位面试官说："你应该不是在认真找工作吧？否则面试怎么还能迟到1个小时呢？"另外一位面试官说："你很难与人进行眼神交流吗？"面试官的话都是事实。她已经两年毫无社交生活了，已经不知道该如何看着别人的眼睛进行交流了。面试官的话刺耳扎心，对她而言，倒不如不去面试，虽然面试结果不合格是预料当中的，但对她打击极大。

讽刺的是，慧美最终之所以走出家门，是因为抑郁症变得越来越严重，以至于她认为自己快要死了。

"之前我希望妹妹赶快去上班，因为她出门我才能哭。但后来，即便妹妹在家，我也泪流不止，这时我才发现自己已经无法控制情绪了。"

之前的问题是睡太多（嗜睡症），后来却开始失眠，再后来连香蕉、面包和方便面都难以入口，感觉自己快要死了。慧美上网查到了一家精神卫生保健所，并进行了电话咨询。

"请帮帮我。"

慧美紧急前往那家精神卫生保健所就诊，医生怀疑她可能患严重的抑郁症，建议去精神科接受药物治疗，于是她去了和精神卫生保健所合作的精神科医院。在医院，医生为她开了抗抑郁症药物、抗焦虑症药物和安眠药等。在精神科治疗不到 1 个月的时间里，她找到了新工作，因为她能去参加面试了。现在，她一边在精神科进行治疗，一边进行心理咨询。

她所困扰的问题并没有完全解决，还是会因新闻报道写得不满意而流泪，也依然害怕接触人。每到这个时候，她就想到"0.5"这个概念，告诉自己即使写不出完美的报道，维持不了完美的人际关系，做不到尽善尽美，也没关系。从前，她的世界里只有 0 和 1 存在，如果没能够达到 1，就是 0。现在她知道世界上还存在着 0.3 或 0.5 的可能性。

问起慧美患抑郁症前后的不同，她的回答出人意料。

"在患抑郁症前，我在良好的环境里认识了好朋友，愉快地生活，但患抑郁症后，我能对生病的人产生同理心了，而且我对无家可归者的看法也和以前不同了。我甚至觉得如果我没有家人，恐怕也会变成他们那样。我想把抗抑郁症药物分发给全世界，让全世界不再有抑郁的人。"

没有人是绝对不可能患抑郁症的

☂☃☀☁

没有哪个特定人群会患抑郁症，但是如果要说谁最不可能患抑郁症，那个人可能就是元英。她是大家公认的活力四射、性格开朗和幽默的人。大学时，别人经常问她："你不累吗？"因为她的日程表上总是排满了和朋友的约会，她认为只有双方都有空的时候才能约起来，所以弥足珍贵。没有约会时，她就一个人游荡在首尔各个角落，她说以后这些小胡同可能没有了，趁现在要好好看个够。

她是一名护士，在大学附属医院工作了10年，同时也是医院工会成员之一，致力于改善医护人员的工作环境和患者的治疗环境。就像在大学时期认为跟朋友的约会十分珍贵一样，现在她只要有机会发声，就全力以赴。她组织了记者见面会、参加了媒体采访，并开通个人播客等。最近，她还做了一个自媒体账号，账号名为"崔元英护士"。前不久，她还为粉丝数量突破500名、700名和1 000名举办了庆祝活动。

有一天，元英约我一起喝茶，我理所当然以为我们会去茶馆，但当天我看到她带着各种茶叶、便携式煮茶用具、保温杯，还有野餐垫出现在我面前时，我大吃一惊。她说天气这么好，不如去公园喝茶。我们在公园一隅铺好野餐垫坐下，我正暗自赞叹她果然是精力充沛的人时，她却向我说她患了抑郁症。

在那之前很久，元英就开始怀疑自己患了抑郁症。一开始她以为抑郁情绪总会过去，却没有想到抑郁情绪持续了两年多。她还经常有自杀冲动。她不知道别人在痛苦时是否也会产生自杀冲动，自杀冲动频繁是否正常。尽管她心存疑虑，但也没有想过要去就诊。

然而有一天，元英有一个重要的工作安排，但她没有去上班。她感觉无力、抑郁和悲伤，无法正常工作。她想着过了周末也许就好了，但并非如此。于是她向工会负责人发信息说要停薪留职。这种不负责任和逃避的行为曾经是她最不齿的，以前的她是绝对不会做出这种事情的，但是那时她根本没有心力去在意那么多了。

　　停薪留职需要医院开具诊断证明，为此，元英去了精神科医院，被诊断出患抑郁症，她并不感到惊讶，因为这是预料之中的结果。另外，由于来医院的目的是开具诊断证明，所以她不打算以后再来医院。医生给她开了药物，并让她下周复诊，她心想着再也不踏入医院，嘴上却回答着知道了。停薪留职获得批准后，她开始宅家生活，没日没夜地哭，哭累了就睡，饿了就拿起眼前看得见的东西乱吃一通，吃完就接着再哭。

　　"我完全沉浸在悲伤之中。"

　　一周后，元英又来到了原本不打算再踏进去的医院，她向医生讲述了自己的病情和自杀冲动，这是她没有和任何人说过的，任何人都没有料想到的事情。

"我想知道一个人如何在器官不受损的情况下死去。"

元英在大学时曾签署了器官捐赠同意书，毕业后她进入医院工作，在医院里有很多患者迫切需要别人的器官，所以她觉得自己当初的决定非常正确。但是，她从来没有想到自己会同时考虑器官捐赠和自杀。

这并不是元英第一次出现自杀冲动，她第一次出现自杀冲动是在小学 4 年级的时候。她挨了妈妈的打，逃到了卫生间里不出来，妈妈喊她开门，她害怕极了。过了一会儿，妈妈离开了，可能是去拿卫生间钥匙。她那时认为摆脱恐惧的唯一方法就是死亡。好在当时，妈妈用钥匙打开了卫生间的门。

第二次自杀冲动发生在高考后的晚上，她考得不错，和家人们一边吃着水果，一边看电视新闻。有一则新闻报道了一个高考考生在高考后自杀的消息，旁边的妈妈露出惊诧的表情，说："哎呀，早早死了也好，这么软弱。"

"您怎么能这么说呢？要是我死了，您也这么说吗？"

"当然，我还会这么说。这种人死不足惜，成天只会让父母操心。"

妈妈话音刚落，元英就起身跑出了家门。她讨厌母亲居然那样评论别人的死，甚至还说即使自己的女儿死了也会那样说。她产生了自杀冲动，还好，她的父亲急忙追出来，一把抓住了她。

　　不久前，元英结束了5个月的停薪留职，回到医院上班。原本去精神科医院只是为了开具诊断证明，但她现在依旧去那里看病。在休息的那段时间里，虽然她还会感到抑郁，但在状态好时，她会上传视频到自媒体账号上，或者去旅游。在旅行过程中，她知道这段时光不会重来，所以就尽情地享受。在她的账号上，她上传了自己旅行中欢乐的照片。

　　她并不认为自己呈现出的多种面貌会相互冲突。无论是被自杀想法困扰的样子、还是开心地在自媒体账号上与粉丝互动的样子，都是她。**只凭借一个人的某个特点或行为就对其进行全面评价或贴标签，这不仅仅是轻率，更是对人的不尊重。**

　　她要求我以她的真名讲述她的故事，我问她是否真的可以透露她的真名和职业，她回答："虽然我还没有跟身边的人说我患了抑郁症，但是我希望能创造一种氛围，让人们能更自由地谈论抑郁症。"抑郁症患者崔元英，终究是一个性情爽朗、活力四射、风趣幽默和勇气可嘉的人。

虽然我不舒服，但并没有做错

志勋很关爱自己，每次感到某种情绪时都会自问："为什么我现在会有这种感受？"这是他从小养成的习惯。在青少年时期，他就意识到自己是一个情绪起伏比较大的孩子。在上高中时，他曾向父母提出想去看精神科医生，因为他觉得这样才能更深入地了解自己。

父母认为随着他的成长情况会好转，所以就没带他去看精神科医生。在学校里，他被视为特殊的孩子，说话语速很快，有时还会说些别人听不懂的话。

志勋无奈地笑着说："现在我知道那是双相情感障碍的症状，那时就该去医院的精神科治疗，结果没有去，症状恶化。"

志勋患双相情感障碍，也就是人们常说的"躁郁症"。双相情感障碍分为双相Ⅰ型障碍和双相Ⅱ型障碍，他属于双相Ⅱ型障碍。双相Ⅰ型障碍的症状是躁狂与抑郁交替发作，而双相Ⅱ型障碍则是轻度躁狂与抑郁交替发作，他在成年之前属于轻度躁狂与抑郁交替发作。他不太记得关于抑郁发作的事情，倒是记得有几次轻度躁狂发作的事情。

例如，在高考前一天，志勋把模拟考试中成绩最好的试卷抱在胸前，仿佛只有这样做才能考得好，他感到心跳加速。那天晚上，他虽然没能睡好觉，但高考当日，他并没有感到疲劳，也没有感到焦虑和担忧。随着题目被一一解答，他感到无比自信。高考成绩虽然还不错，但是回想起考试当天"下笔如有神"的状态，他仍然认为这个结果差强人意。随着时间推移，他逐渐知晓自己在考试当天的状态其实是躁狂症状的表现。

志勋求职时也有类似的经历，在进行两天一夜的集体

住宿面试 ① 时，他感到大脑比平时更灵活，灵感仿佛泉涌，回答面试官提出的问题时对答如流。面试官以及其他面试者一致认为他是一个阳光、聪慧的青年。虽然其中一位面试官说他看上去有些焦躁，但是他并未在意。他对当天的表现相当满意，甚至还觉得自己是个天才。然而，最后他没有通过集体住宿面试。

求职时期是令志勋感到重度抑郁的时期，因为长时间找不到工作，他感受到了巨大压力。每当结束学习回到家后，他就感到全身无力。找工作是必须做的事，但一回到家，他就丝毫提不起兴致做任何事，一般都是随便吃些东西，然后蜷缩在床上睡下了。

"我不能忍受该做的事情不做，所以就只能专心找工作，对其他的事都不管不顾。"

1周、1个月、2个月过去了。志勋家的厨房水槽里堆满了碗筷，散发出一股发霉的味道，脏衣服和垃圾堆在房间里。家里的洗衣机闲置了2个多月，没有干净的衣服可

①集体住宿面试：在韩国，如果公司或大学的宿舍有限的话，就需要对申请住集体宿舍的人进行面试。

穿，但为了参加就业指导会，他只好从脏衣服堆里找出来一件看起来还算干净的衣服，穿上就出门了。虽然从外表看，他毫无异样，但是他的内心和房间一样，已经千疮百孔、破烂不堪。

志勋2个多月没有和家人、友人联系，因为他认为这些都不是他应该做的事。他暂时忽略了与家人及朋友的关系和个人生活的维护，将这些方面搁置在一旁，专注于其他事情。他的父母无法联络上他，十分担心，便找到了他的住处，看到他住的地方如同垃圾堆一样时，他们很是吃惊，但没有责骂，默默地打扫好了房间并准备了食物。父母没有责骂，也没有表露出担忧，这给了他莫大的慰藉和力量。

在被抑郁折磨了一段时间后，志勋去看精神科医生，而在严重抑郁时期，他甚至连去看精神科医生的力气都没有。在精神科，他不仅说出了自己正感受到的抑郁，而且也和盘托出青少年时期经常出现的躁狂症状。医生诊断出他患有双相情感障碍，并开了两种药物，一种是能够抑制抑郁情绪，让情绪维持平稳的药物；另一种是在情绪过分亢奋、睡不着时，有助于睡眠的药物。2周后，他的病情才稳定下来。

但是，志勋对自己的状态并不满意。服药6个月后，他虽然没有再次陷入严重抑郁情绪，但是感觉脑子没有以前转得快了。如果说没患双相情感障碍的人的躁狂程度是0，那么，他则希望自己保持1或2的程度，因为在稍微兴奋时自己会表现出自信、活力和思维敏捷等，对学习和工作有所帮助。因此，他决定不再继续药物治疗了。

志勋根据医生给出的建议和各种相关资料，创建了一套属于自己的调节方法。他认为人在抑郁时，大脑发生了物理变化，仿佛是被人打了一拳似的，受伤了，所以应该让大脑充分休息，就像没有人用受伤的腿锻炼一样，也不应该过度使用受伤的大脑。

"感到抑郁时，如果还会因为没打扫房间而自责，或者因为睡了一整天而自责，就像在已经受伤的大脑上再打上一拳。所以，我绝对不会自责。"

躁狂发作时，志勋有意识地让自己保持冷静。一旦躁狂发作，他的语速就会比平时更快，睡眠时间也会变短，因为大脑快速运转，要把很多想法用语言表达出来，所以语速也变快；同理，大脑一直运转，不愿意休息，所以睡眠时间变短。志勋曾多次经历过躁狂发作，只要出现症状，他就会减少思考、减少运动、增加睡眠，并且为即将到来的抑郁发作做好准备，算是为自己储备能量。

"看看身边的人，我总觉得有些人很像患了双相情感障碍，可是轻度双相情感障碍是连本人都很难察觉的，因为他们以为躁狂是自己原本的性格，抑郁则是自己感到倦怠了。如果没有给生活带来不便的话，就难以察觉。但我还是希望正在经历这些症状的人，最好能多查阅资料，多观察自己，这样才能活得更舒服一些。"

志勋并不认为自己患疾病，虽然躁狂有时会带来困扰，但他认为躁狂有时反而帮助他在工作中取得成绩，甚至对他有益。

"我觉得只要利用好双相情感障碍就没事的，许多知名艺术家是双相情感障碍患者。"

正如他说的那样，弗吉尼亚·伍尔芙、维克多·雨果、梵高和柴可夫斯基等艺术家都患双相情感障碍。志勋希望患精神疾病的人能善待自己。

"患精神疾病的人往往容易责怪和批评自己，而且身边的人总是要求他们坚强地面对。但在患其他疾病的时候，人们会这样自责吗？好像并非如此。**虽然患精神疾病会带来困扰，但这并不是患者的过错。患者越是责怪自己、批评自己，就越容易加重病情。**因此，患者应该学会善待自己，这样不仅能让自己的生活更舒适，也有助于治疗。"

周围人的支持和理解，是我活下去的力量

恩逸低头静静地看了看手机。

"哇，手机真棒，这是你新买的手机吗？"我问。

"嗯，这是苹果8！但它被我当随身听来用。"

"为什么？不是有很多功能吗？"

"没有人联系我。"

他的回答令我无话可说，只好尴尬地抬头看向地铁轨道显示屏，上面显示"下一班地铁预计在5分钟后到达"。

恩逸并非一直没有朋友，他在20岁后因为经常进进

出出精神病医院的封闭病房，所以和朋友们渐行渐远。开放病房允许使用手机，但是封闭病房则不行，封闭病房的患者如果想与外界联系，就必须使用护士办公室的电话或公用电话，他不想以这种方式联系朋友。

他每次出院后都要面对朋友们的询问，问他去哪里了，怎么联系不上了，他总是找各种理由来搪塞，不是妈妈生病了所以很忙，就是去外地办事等。然而随着住院次数越来越多，住院时间越来越长，他很难再找到合适的借口了。他曾经考虑过将自己的病情坦率地告知朋友，但是不确定朋友们究竟会对自己的病情能理解多少，担心朋友们会觉得他"已经疯掉了"。

恩逸患双相情感障碍，他的精神状态在躁狂和抑郁之间徘徊。他 20 岁时双相情感障碍第一次发病，是和妈妈发生冲突而诱发的。当时，他已经考上了大学，但是妈妈却激烈地反对他去上大学，甚至把他申请的助学贷款也取消了。

他能理解妈妈的做法，妈妈独自养大了他和弟弟，家里总是缺钱，妈妈也经常生病，但妈妈不能因病停工，结果导致病情不断加重。妈妈认为家里不需要大学生，只需要能赚钱的人。各种情感交织在一起，他对妈妈既怨恨又愧疚，想到自己渴望的未来被埋葬，感到失落，同时对无法改变的现实感到无助。

恩逸打包好行李，漫无目的地离家出走。他觉得如果看不见妈妈的脸，心情也许会好些。但是他无处可去，只好不停地走下去。走累了，就跑进网吧或桑拿房。不久后，他回到了家，但那时他的躁狂已经发作了，他向妈妈和弟弟倾诉了以下这些话。

"走着走着，我看到了天上有天使军队和恶魔军队正在打仗，就跟书里描写的场景一样。我也要参加这场战争，刺杀恶魔。"

"我现在正在接受考验，我必须沿着汽车车灯方向行走。只要我通过了这场考验，政府就会替我们还清所有债务，还会提高我们的地位。"

有一天，几个健壮的男人来到了恩逸的家，他们架走了满脸惊讶的恩逸，无论他如何挣扎都没有用，最终把他抬进救护车里带走了，原来是妈妈请人将他送进医院。等到他回过神来，已经在精神病医院的封闭病房里了。他被诊断出患Ⅰ型双相情感障碍，但他无法接受这一事实，反而觉得自己差一点点就能击败恶魔，通过考验。这是他20岁时第一次非自愿住院，住院治疗6个月。

他说："我知道家人也并不想这样做，但我真的想问问他们，就没有其他办法了吗？经历了第一次非自愿住院后，我对家人失去了信任。"

恩逸第二次非自愿住院后，出现了不睡觉也精力充沛、终日废寝忘食地专注做某事等躁狂症状。当出现这些症状后，他就离开了家，并不是因为病情，而是害怕再次非自愿住院。

"即使症状有所好转出院了，我也会记得在医院里发生的一切。入院治疗时，救护人员把我的胳膊拧到背后，推着我走。我和病友们有气无力地在病房里来回走动。这些记忆片段总会在脑中不停地回放，就像是刻印在我的身体里一样。"

每次离家出走，他的病情就会加重，结果再次非自愿住院。30岁前他一共非自愿住院6次，短则3个月，长则

2 年 6 个月。30 岁后，为了避免再次非自愿住院，他开始研究自己的病情，这也意味着他接受了自己患病的事实。

我和恩逸相识在精神障碍社区康复中心，我当时是去采访，而他在康复中心里担任社工，工作内容包括为其他精神障碍患者提供咨询、举办演讲活动，以及接待媒体采访等，以改善外界对精神障碍的看法。

在康复中心工作时，恩逸意识到自己并非特例，去康复中心寻求帮助的人和他一样，都在不断抱怨因疾病带来的二次伤害问题，如反复住院出院、人际关系疏离、长期无法上班、家人精疲力竭，还有遭受孤立等。起初，他很高兴能遇到跟自己经历相似的人，后来却渐渐感到悲伤——精神障碍患者们都是这样生活的吗？与此同时，他意识到自己和病友们所遇到的困难源于社会。如果不是社会存在问题，那么就不会有这么多人存在相同的问题。这也是恩逸持续在精神障碍社区康复中心开展活动的原因。

恩逸努力更新自己的社交媒体。对他来说，社交媒体是一个能得到人们支持的空间，同时也是社工工作延伸的空间。他在社交媒体上认真记录着自己每天走了多少步，在咖啡馆里喝了哪种饮料，学习了与精神障碍相关的哪些知识，以及精神障碍者如何考取驾照等。当看到有人给他点赞和评论时，他感受到自己并不孤单，而且自己所做的事情具有非凡意义。通过社交媒体，他发现原来还有很多人关心他、在意他，这让他的内心感到温暖、充满力量。

为什么获得周围人的支持这么重要呢？

"获得周围的人的一点支持和没有人支持的差别是巨大的。如果没有人支持，患者可能会感到更孤立，很容易做出极端选择，会觉得'反正没人关心我，不管我做什么选择都无所谓'，我曾经也是这么想的。**服药虽然重要，但它并非治疗精神疾病的全部手段。**"

恩逸通过与人交流、参加康复中心的活动，如今，服用的药量已经减半了。

不久前，他搬家了。他在社交媒体上写道："我想向大家展示精神障碍者如何布置房间。尽管不是什么了不起的事，但我也想认真记录。谢谢！"网友们纷纷评论"好期待""一定会很棒"。现在，恩逸再也不孤单了。

我需要住院吗？

~~~~~~

　　我以前认为抑郁症和精神病医院没有什么关系，精神病院是"奇怪的人"才去的地方，抑郁症应该跟其他精神疾病分开，彼此划清界限。

　　事实上，因患抑郁症住院的人并非少数，通常是因为企图自杀、自残、抑郁症复发和药物副作用等。张昌贤医生说："如果患者不由自主地做出对社会有负面影响的行为，建议住院治疗。比如深夜不停给公司领导打电话、向顾客口出恶言、在网络上实名留下大量恶评等。"

　　精神病院是一个什么样的地方呢？病房类型不同，病房环境和住院生活也截然不同。在韩国，精神病院分为开放病房、半开放病房和封闭病房等。病情较轻的患者住开放病房，病情较重的患者住封闭病房。病房越封闭，患者的行动范围和允许使用物品的限制会越来越多。半开放病房则介于封闭病房和开放病房之间。

当提起精神科的重症时，许多人往往首先会想到精神分裂症或双相情感障碍，而认为抑郁症患者理所当然会被安排到开放病房，但事实并非如此。只要患者有明显自杀或自残的倾向，无论他们患哪种精神疾病，都被视为紧急情况，并可能被送入封闭病房或半开放病房接受治疗。

开放病房的患者可以在病房区域和医院内部自由活动，只要和主治医生商量好，就可以外出，而且探视访客也不受限制，这与在医院内科住院治疗的情况没有太大的区别。如果患者没有力气，打不起精神，出现轻度厌食以及失眠等症状，则住开放病房即可。也许有人会疑问"仅仅是感到无力而已，为什么还需要住院？"，实际上，无力属于抑郁症的一种典型症状，如果患者不加以治疗，就可能会导致病情恶化，发展成为重度抑郁。

相反，如果是住封闭病房的话，患者是不能自由出入病房区域，外出也受到严格限制，通常只有在家属的陪同下才能外出。患者禁止使用手机，即便使用公共电话也会受到时间和次数的限制。此外，患者也被禁止吸烟，甚至连零食也会受到限制，因为尼古丁或咖啡因等物质可能对神经产生不良影响。

B病友因患双相情感障碍多次住进了封闭病房，在入院初期，他经历了禁烟、禁咖啡和禁巧克力的规定。过了一段时间后，才逐渐被允许每天喝一杯咖啡，吃一两块巧克力派。家属为他准备的零食需要先给护士保管，然后由护士按时按量发放给B病友。对此，B病友表示："尽管是为了治病才住院的，但患者的感受真是一言难尽的压抑。"

在精神病院工作超过10年的社工尹哲浩，曾经照料过无数患者，他认为："许多需要入院治疗的患者，社会功能较差，即便受到微小刺激也可能表现出异常反应。封闭病房并不是'完全关押'，而是通过封闭的方法减少外部刺激，帮助患者恢复。"禁止使用手机也是为了尽量减少患者受到外界信息的刺激。

正如社工尹哲浩所说，控制外界因素的刺激有助于抑郁症症状处于急性发作期的患者的恢复。D病友因失眠和无力影响到了日常生活，他将医院当作"救命稻草"，选择住院进行治疗。规律的住院生活给了D病友很大帮助，尤其是禁止使用手机这一点，使他远离了给他带来压力的人和环境，有助于他快速恢复。**很多时候，患抑郁症的人**

只要睡眠充足，症状就能有所改善。

住院的另一个好处是不必隐瞒自己的病情。D病友说："在电影《小丑》里，有段台词说：'患精神病最大的悲哀是，别人总希望你假装正常。'在医院里，我就不用假装自己正常了，以真实面目示人可以让人舒服，并且得到安慰。"

在韩国，精神病患者的住院治疗分为自愿住院、监护住院、行政住院和紧急住院。自愿住院是指患者本人主动向医院申请住院，但并非所有自愿住院的申请都能被批准，患者需要经过医院精神科的专业评估，并获得医生出具的"需要住院治疗"的意见书。

非自愿住院指由患者之外的其他人提出申请的住院。监护住院由患者的法定监护人提出申请；行政住院通常涉及地方政府或相关部门认为有必要对某人进行强制住院的情形；紧急住院通常发生在患者对自身或他人构成直接威胁的情况下，需要通过公安部门的介入来实施。

非自愿住院要求的条件比自愿住院更为严苛。韩国法律明确规定，执行非自愿住院的条件是，患者必须展现出对自己或他人构成实际危险的行为或倾向，并且需要两名不同医院的精神科医生分别出具意见书，确认患者需要住院治疗。最终由韩国保健福祉部的住院适合性审核委员会对患者是否需要入院进行判断。即使委员会判定患者需要住院，当事人也有权提出异议。

住院治疗可能对许多人来说是一件令人害怕的事情，部分原因是医院作为一个陌生的环境，以及社会上对住院治疗存在的偏见。我也曾经因医生劝我住院而感到恐惧，但当我摆脱了这些偏见后，我发现住院治疗其实就像药物治疗和心理咨询一样，只是一种治疗方法而已。**每个人的情况都是独一无二的，因此选择最适合自己的治疗方法对恢复健康至关重要。**

勇敢说出"我患了抑郁症"

"精神科医生说我必须吃药。"

"如果医生让你吃，你就吃吧。"

"嗯，但是万一我对药物产生依赖，怎么办？"

"哎呀，你别担心了，现在的药物没有这种问题。还好你自己知道去医院看病。"

被诊断为抑郁症后，我打电话告诉了爸爸。我以为他轻描淡写的反应是安慰我的方式。后来才明白，其实是他不了解抑郁症的严重性，以为抑郁症是"吃饱太闲"才会得的病。现在，他还常说："要是你吃穿用度紧迫，为了赚钱忙得团团转，肯定就不会再想为什么活着，活着的意义是什么了。"尽管我很吃惊他会存有这种观念，但他至少没有责怪我。

对于何时以及向谁透露自己患抑郁症这件事，是因人而异的。我属于比较早的一批，拿到诊断书的当天，我就告诉了我的妹妹们，因为她们经常看到我一到周末就独自在家，或是独自哭泣，所以当得知我的诊断结果时，她们并不感到惊讶。随后，我告诉了爸爸。看到他的反应，我稍稍放下了心，他的反应比我预想的要好得多。至于总是忧心忡忡的妈妈，我最后才告诉她的。

通知了家人后，我告知了公司。记得那天早晨我十分艰难地起了床，拖着沉重的步伐走向卫生间。因为药物的作用，我走得有些踉踉跄跄。原本应该是进卫生间洗漱换衣服，我却返回了床上。因为感到头晕，我想再躺 5 分钟。我躺在床上不停地看表，想着："如果现在不起床的话，怕是又要拖拖拉拉。""唉，估计会迟到。""已经迟到了！""不管了，还是睡吧！"最后，我没有起床去上班，而是选择再次盖上被子。

　　那天的想法跟往常不同，朝着奇怪的方向游走。不管是否会迟到，不管是否会挨组长的批评，我就是想睡觉。我一觉醒来，已经接近晌午，我看到手机上满是组长发来的短信和未接听的电话，心想事情搞砸了，我居然做出了这样的事。我跟组长说自己身体不舒服，起不来床。到了下午才去上班。

　　那天下午也过得乱七八糟，不管我读多少遍资料，都无法进入大脑中，一个字都写不出来。现在回想，那时我已经无法工作了。我以为服用了抗抑郁药就能立竿见影，但事实并非如此，有些药物让我感到极度困倦，无法控制自己，但换了药物后，要么难以入睡，要么总是惊醒，甚至会做一些奇奇怪怪的梦，仿佛入睡，实则清醒。

　　上班没几个小时，我就跟组长面谈，告诉他我患了抑郁症，并且申请停薪留职。因为我平时看起来性格外向，所以担心组长不相信我患了抑郁症。我心里想，如果组长不相信，我干脆就辞掉工作算了。这个想法跟我早上在被窝里不愿起床的想法相似，不想再付出任何努力，听之任之，顺其自然。

跟我预想的不同，组长几乎没有任何迟疑，就说："行，好好休息吧，其他的事我来处理。"他还说如果有必要，他会想办法尽量让我第二天就开始休息。请假的过程十分顺利，当时我甚至有点怀疑"该不会组长早就盼着我离职吧"。几天后，我简单地收拾好了办公桌，离开了公司。

我没想过让很多人知道我患了抑郁症，家人和公司知道就够了，毕竟公开自己是抑郁症患者并无益处。但是与别人交谈时，难免总会提及抑郁症。在说了数十遍后，我感到有些厌烦，不知道还要重复到什么时候。

另外，看到别人在我提到患抑郁症后脸上露出尴尬的表情时，我也感到了尴尬，但我又不能撒谎，也不能自己说"我没事，别担心"。我虽然很想装作若无其事的样子，但实际上心里很难过。

因此，我决定公开自己是抑郁症患者。我开始在社交媒体上发布一些关于自己病情的帖子，从最初出现抑郁症的症状，到近况。没想到的是，这些帖子的浏览量比我预想得要多，也因此，以后与朋友见面时，我不会感到尴尬了，也不用再一一解释抑郁症了，这比以前轻松多了。

在公开自己患抑郁症的过程中，我产生了要为抑郁症正名的想法。尽管现在社会对抑郁症的认识比以前进步多了，但仍然有很多人不了解抑郁症的真实面貌。抑郁症是一种可怕的疾病，它能够摧毁患者的日常生活，让患者与身边的人疏远，甚至可能导致患者自杀。然而，抑郁症容易被人们轻视，患者担心被歧视而不敢开口，而心理健康状态良好的人也不知道该如何正确地问候患抑郁症的朋友。抑郁症还被一些人拿来开玩笑"你抑郁了吧""该不是双相情感障碍了吧"。

因此，我有意识地想要更频繁、更多地谈论抑郁症，想把我的抑郁症原原本本地说出来，希望身边的人都知道李荷妮患抑郁症。我患抑郁症，既不是令人不愉快的玩笑，也不是讳莫如深的禁忌。

就我自己的情况来说，即便我患了抑郁症，但这也不意味着我每天都感到无助或想要自杀，我只是感觉自己的能量比其他人要少，因此如何分配这些能量变得尤为重要。**在我感到非常抑郁的时候，我会做一些自己喜欢的事情来**

补充能量。例如，我打扫房间时，就不会想那些杂七杂八的糟心事；如果打扫房间还不足以让我振作起来，我就会干脆躺在床上，躺上几天后通常就会感觉好些；如果这些方法仍然无效，我就会去医院开一些药。

此外，我还希望能够帮助那些患抑郁症却不知道该如何应对的人。自从我公开患抑郁症的事实，不仅我的朋友和熟人，就连妹妹们的朋友，甚至是朋友的朋友都向我询问了很多关于抑郁症的问题。每当有人问我这些问题时，我都会尽自己最大的努力去帮助他们。我会帮朋友预约医院，给妹妹们的朋友写信，希望通过我的经验能让他们少走一些弯路。

实际上，我之所以能够大方分享自己患抑郁症的经历，很大程度上得益于身边的亲朋好友。对我没有偏见的家人和同事，以及一直支持我的朋友们，正是因为他们，我才没有遇到太多的困难。如果没有他们的支持，我不可能公开自己患有抑郁症的事实，也就没有机会谈论抑郁症，更不可能写下这本书。

我的一位病友的抑郁症严重到只要不吃药，就不得不请假回家休息的程度。她不敢向公司公开病情，因为担心公司得知后对她不利。我的另一位病友即使因患抑郁症入院治疗，也不愿告知家人实情，因为她认为自己实在无法承担这样做的后果。与他们比起来，我觉得自己的运气好得多。

我今后也要继续为抑郁症发声，虽然患了抑郁症，我在生活中一些方面感到些许不便，但在另一些方面，并没有大家想得那么糟糕。"你抑郁了？"这句话听起来像是句笑话，但实际上是一种指责，我们应当堂堂正正地回应："是的，我确实是患了抑郁症，你为什么拿这种事开玩笑？"只有当这样的声音越来越多，未来患抑郁症的人才能毫无畏惧地面对自己的病情。

持续为抑郁症发声

A 跟我不合，他单独和我相处时的态度与他对其他同事的态度不同，有时他对我提高嗓门说话或冷嘲热讽。我不知道他什么时候又会欺负我，所以我总是小心翼翼地观察他的脸色。

他这样做的意图不重要，可能有意图，也可能没有意图，即便他有所意图，我也猜不出来。重要的是，我要对他进行防御。经过我医生的数次交流，我们找到了以下解决方法。

· 避免和 A 进行不必要的对话。

· 避免和 A 开玩笑。

· 不相信 A 说的话。

　　除此之外，我尝试了很多方法。但若 A 主动来找我，就很难回避。有一天，他提高嗓门给我打电话，我因此患了过度换气综合征。

　　这种病导致我即使大口呼吸也感到上气不接下气，手脚开始发麻，甚至因为眩晕无法看清前方。医生告诉我，发生过度换气综合征时，应该对着纸袋呼吸，但当时事发突然，没办法找到纸袋。我手脚发麻，看不清前方，怎么可能去找纸袋，又怎么可能用纸袋来进行呼吸呢？难道要把纸袋当成紧急必用药一样随身携带吗？后来才得知，有过度换气综合征的人确实应随身带着纸袋，但专家更推荐采用腹式呼吸，而不是依靠对着纸袋呼吸这种方法。

　　我再也无法跟 A 共处一室，也无法和他用社交软件聊天，甚至不想跟他有任何联系。这是一种与讨厌和恐惧不同的情绪，我的身心都在告诉我必须避开他。虽然压力是无形的，但持续 1 个小时以上的过度换气综合征成为病理性的迹象。第二天，我从精神科拿到了诊断书，向公司请了病假。

远离 A，给自己一些时间来恢复，这就是我需要的，但事情并未按计划发展。

我对上司说因为 A，我的抑郁症变得严重了，导致我无法正常工作。这位上司之前并不知道我患了抑郁症，他满脸惊讶地说，我看上去很活跃，工作表现也不错，完全没有察觉出我得了抑郁症。**很多人都认为抑郁症患者沉默寡言、难以相处。但事实上，抑郁症患者呈现出的状态是不同的，"工作中的李荷妮"并不符合人们对抑郁症患者的刻板印象。**

与此同时，上司问我 A 让我感到痛苦是客观上的，还是主观上的。主观这个词似乎暗示着是由我的抑郁症造成的，像是在问我"会不会是你自己的问题呢？"我无法回答。我觉得和别人解释 A 让我感到痛苦的过程是一种耻辱，现在病情恶化的人是我，为什么我还要承受这种耻辱呢？

上司的反应也显得有些自相矛盾，一方面，他说看我平时在工作中表现积极，业务没有任何问题，完全看不出我患了抑郁症；另一方面，在得知我与 A 发生问题后，他又重点对我的抑郁症提出了问题。和他的谈话一开始，我就哭了，但被他这么一问后，我的眼泪反而停止了。在这种情况下不能再受到精神打击，我决定要振作起来。

　　我发现我在职场中所经历的事情原本应该由公司进行调解，但公司反而将问题归咎于患抑郁症的员工本人。如果按照"职场欺凌"性质聚焦此事，那么，首先要进行事件调查，然后对管理者进行问责等，这会使问题变得更加复杂，但如果把重点放在个人身上："是因为你个人软弱的缘故；""是你太敏感了；""你不是患了抑郁症吗？"这会让问题变得简单。

　　但是，问题变得简单，并不意味着解决方法也同样简单。解决问题的速度固然很重要，但是解决问题的方向更加关键，上司解决问题的方向可能是错误的。与此同时，我的内心也产生了疑问，如果远离 A 和休假，问题就得以解决了吗？这就是我想要的全部吗？这样做真的正确吗？

我思考了好几个星期，最终决定向公司提出诉求，除了远离 A 和请病假外，还希望公司能有其他措施。我知道这么做会让事情变得更加复杂，也会消耗我的精力，但至少我心里的疑问有所释怀，这就是正确地解决问题的方向。我也想起自己的初心，那就是持续为抑郁症发声。

在跟公司正式面谈之前，我准备了以下几点说辞。

- 引起这次事件的根本原因不是抑郁症，而是对方的态度。
- 抑郁症病情恶化不是事件的原因，反而是事件的结果。
- 因此，这次事件的结论如果归结于个人患抑郁症是不正确的。
- 适合敏感的人工作的良好环境，也一定适合不敏感的人。

虽然我准备了这些说辞，并且练习了数次，但在实际面谈过程中还是很难说出口。

2个月后，公司实施了几项措施，并通过电话告知了我。在各项措施中，有一条将我和Ａ"半永久式"分离。这意味着在公司工作的Ａ不会再跟我有任何交集。当从负责解决问题的同事口中得知这些措施时，我忍不住痛哭流涕。那天晚上，我难得睡了个踏实觉，第二天下午1点多才起床。

我不知道公司同事们对此事有何想法，也许有人认为我连这点小事都无法容忍，是个软弱的人；也许有人觉得我过于敏感，不适合一起工作；也许有人理解我，即使患抑郁症也能勇敢提出工作中的问题；甚至还会有表面上若无其事、却将我排除于一些特定工作之外的人。不管他人的评价，我对我所做的一切不后悔，哪怕今后工作中还会遭遇不公正，我也绝不后悔。

《生病没有对不起谁》的作者赵韩珍熙写道："我希望没有人因为生病而承受额外的痛苦。**将疾病的责任简单地归咎于个人，实际上是将疾病的责任转嫁给生病的身体，让人因内疚而承受更多的痛苦。**"经历这件事后，在我感到茫然不知所措的时候，就会在脑海里反复回味这句话。

幸好，我鼓足勇气说了出来，痛苦的感觉也得以减轻。对于 A 或者上司，我不会感到任何内疚，而且在以后的日子里，我还会为抑郁症继续发声。

如何正确回应抑郁症患者？

☂☕☀☁☂

　　患抑郁症会有诸多不便：每天必须按时吃药；每周或隔一周要去精神科就诊；更令人难受的是必须时刻关注自己的状态，以免抑郁情绪加重。当感到疲倦时，抑郁症患者会出现行动迟缓、记忆力减退、身体功能下降等症状，这些症状究竟是因为身体疲倦、抑郁情绪还是药物副作用导致的，常常令人困惑。另外，抑郁症患者还需要面对人们对抑郁症的各种反应。

　　常见的人们对抑郁症的反应之一就是提建议。即使感到非常难受，你也起床运动一下吧；听说培养兴趣会有所帮助；你该不会是缺乏维生素吧？抑郁症患者明白其他人是在关心自己，但是**抑郁症患者往往比其他人更加了解自身情况，但了解归了解，却无法付诸行动，这就是疾病的一部分**。事与愿违的是，在听到这些建议时，抑郁症患者会因为自己明明了解却做不到而感到自我厌弃，这种情绪对于治疗抑郁症并没有好处。

许多人听说抑郁症是"心灵的感冒"，于是不假思索地提建议。其实抑郁症并不是感冒，也不会像感冒一样容易痊愈。感冒可以根据嗓子疼、鼻塞等症状来对症下药，效果显著；但是对于抑郁症，根据其严重程度和个人差异，对抑郁症有益的运动、兴趣爱好、阳光、旅行和购物等带来的效果也会因人而异。抑郁症患者对此也有深刻认识，因此，我跟病友们彼此很少互相提建议。

妈妈经常会给我提建议。她知道我患抑郁症后，受到了很大打击，也感到非常心痛。即便她知道给我提建议会让我感到生气，加重病情，但她还是会不由自主地说出口，似乎已经不再理性。尽管我知道她是出于好心，希望我能尽快好起来，但是为了不让我的抑郁症加重，我只好跟她保持一定的安全距离。

还有很多人会说："你患了抑郁症？明明看着很正常啊！"**抑郁症的外在表现不明显，很多时候即便显露出来，身边的人也难以察觉。**我抑郁症发病那段时间，体重急剧下降，眼窝深陷，即便如此，身边也很少有人发现我得了抑郁症，他们只是觉得我看上去很疲倦罢了。我很爱笑，虽然现在身患抑郁症，但看到搞笑的事还是会大笑起来，所以经常听身边人说，我看起来很正常。不过谁会故意说自己患抑郁症呢？问抑郁症患者"你患了抑郁症？"是最不妥当的说法了。

还有其他让人反感的说法，诸如"你并不缺什么呀？""怎么抑郁了呢？""你的生活不错啊。"等，但是我并非因为生活不如意而患了抑郁症。"生活不错"有着多个层面的含义，从聊天的语境来理解，说明我的社交、经济条件和生活都还不错。当然，这些方面不和谐是患抑郁症的风险因素，但是也有不少人即使人际关系好、钱财充足，也会患抑郁症。

"你不像是患了抑郁症！""你明明生活不错，怎么会患抑郁症呢？"这样的话语并不是在安慰抑郁症患者，反而是在强化对抑郁症患者的刻板印象，让抑郁症患者觉得有必要做一些事情，以证明自己确实患了抑郁症。抑郁症并非只有特定性格特征的人才会患，实际上，世上有形形色色的抑郁症患者，或许符合抑郁症刻板印象的患者才是少数。

那么抑郁症患者希望别人如何对待他们呢？其实不表现出特别的回应反而能让抑郁症患者感到更自在。比如我的爸爸和妹妹们，他们没有因为我患了抑郁症而改变态度，也没有因为照顾我的情绪而有所顾忌。因此，我跟他们交流时没有感到任何障碍。我爸爸尽管不是医生，却因为我的缘故开始了解抑郁症。每当我有抑郁情绪时，他会说："抑郁症就是这样的。"

当我整日卧床不起时，妹妹们就轮流来找我，推开房间门问："你一整天都在家？真厉害。""你最近在按时吃药吗？""你没吃晚饭的话，一起吃吧。"说完这些，她们各自回到自己的房间。当我有自杀冲动时，她们甚至会开玩笑说："你走之前，先用信用卡帮我买一辆豪车吧。"把我逗笑。

妹妹们仿佛有些过于"神经大条"，但在我看来，她们比那些过度为我着想的人要好。有的人过于在意我的抑郁症，成天和我聊关于我不如意的事；有的人过于担心我，甚至连抑郁症的"抑"字都不敢提；还有的人把我所有行为都解释成抑郁症。对我来说，那些人过度关心的行为反而会令我感到不适，想要远离对方。抑郁症并不是禁忌，我也喜欢聊一些令人愉快的和好笑的话题。

如果担心我的病情，倒不如直接问我关于抑郁症、精神科、药物和心理咨询的话题，这反而会令我更舒适。像"心灵的感冒"这样的隐喻反而会让精神疾病变得更难以启齿，更像是需要回避的话题，就像我们不会直白地说出月经，而是用"大姨妈"来表达一样。特别是询问关于自杀倾向的问题时，专家们建议，应该直截了当地询问患者"你有想过死吗？"

当别人能理解我的痛苦时，我会感到安慰。我在社交媒体上讲述自己患抑郁症的事情时，有一个朋友留言："我们一定要健康地活下去。"还给我寄过来一本音乐人吴智恩写的书《熟悉的凌晨三点》，这是我读的第一本有关抑郁症的书籍。我才知道自己喜欢的音乐人居然也是抑郁症患者，顿时觉得患抑郁症也并非天塌下来般的大事。

即使跟我住在一起，小妹妹也会时不时给我发消息，比如会发来哭泣的表情，写着："姐姐，我不知道你这么痛苦，对不起！"我每天都待在家里哭，她怎么可能没有察觉到，但看到这样的文字，我鼻子酸酸的，眼泪不争气地流下来。有时，她会喃喃道："姐姐是因为心太软才患了这样的病，以后内心要更加坚强才行！"有时，小妹妹也会一把抱住我，在我耳边轻声安慰："姐别难过。"

有一天，我的抑郁情绪很严重，便取消了跟朋友的约会。虽然这是很没礼貌的行为，但是实在起不来床。我做好了被朋友严厉批评的心理准备。

"某某，我醒了，但是实在不想起床，我去不了，我们下次再约吧，行吗？"

"我当然了解那种感觉啦，不如下次见面你请客吧。"

"当然还是 AA 制啦，你了解啥呀？哈哈哈哈。"

虽然取消了约会，但多亏了朋友的理解和回应，那天我才有了一些起床的力气。感谢她体谅我的难处。

这样的回应本身就是一种安慰，也让我感觉自己是一个很不错的人。我想，如果我不是一个不错的人，别人就没有必要包容我，我的身边也不可能围绕着这么多不错的人。如此一来，我的心情又变好了，就能够愉快地生活一段时间。我第一次去精神科就诊的时候，完全没有预料到我的抑郁症会持续这么久，更没有想到自己会以抑郁症患者的这个身份生活下去。

现在，我过得还算凑合。但不管怎样服药、接受了多少次心理咨询，如果没有周围的亲友们如此善意地包容我，我估计早就过得一团糟了。**人们说爱能够拯救世界，我还想加上一句：善意也能够拯救世界。**

抑郁症患者的恋爱故事

在我跟他开始互相产生好感时，我告诉他我被诊断为抑郁症。他问我是否在接受治疗，我说每天吃 2 次药，每隔一周去看一次精神科医生。如果对方因为抑郁症而不愿意跟我交往，就早点结束比较好。虽然我表面假装无所谓，但与别人交往时，内心特别在意抑郁症，我觉得没有人喜欢跟抑郁症患者交往。

他点了点头，然后不再继续询问，我对他好感有加，不久后，我们开始交往。我知道应该如何控制抑郁症，所以跟他在一起时，即便抑郁情绪严重，我也尽量不露声色。如果感到抑郁，我就会说自己感到疲倦，然后回家休息。久而久之，我变成一个善于隐藏抑郁情绪的人，所以他从未见过我抑郁发作时的样子。

但是，在我们一次外出旅行中，我的抑郁情绪达到了最低点，在旅途中无处可逃。那天，我从早上就没有精神，即便想再多睡一会儿，躺下了却也毫无睡意，索性盖上被子，玩起了手机。他问我是不是生病了，我说："没有生病，只是莫名感到抑郁。"然后继续捂着被子，意思是别再和我谈话。

第二天，我向他道了歉并提及了我的抑郁症。他说他很幸运，能看到我的抑郁状态。我以为他会说没关系，幸运这个词令我感到意外。

"我之前不知道你抑郁的时候是什么样子，现在我大概知道了，我想为你做些什么。"他说完后，我不知该回以怎样的表情，只好故意大笑起来。

抑郁症患者也会谈恋爱，也许是因为感到抑郁，才更需要依赖人吧。我在被诊断为抑郁症以后先后交往了3个男朋友，上述的是第3任男朋友。

第1任男朋友是在我被诊断为抑郁症时相识的，当我转到第4家医院后，我跟他分手了。那时，我的状态不太稳定，身心俱疲，而且他对抑郁症也不是很了解。

当时的我会因为一点小事而感到抑郁和焦虑。为了避免产生不必要的麻烦，我无条件地配合他，放弃了听我自己最爱的音乐，只听他喜欢的音乐；关于某些问题的见解即便不尽相同，我也忍着不去反驳；担心他可能会因为我不吃肉而分手，跟他交往时，我甚至放弃了素食习惯。大脑喜欢追寻熟悉的情感，所以焦虑会唤醒更多焦虑，抑郁会造成更多抑郁，那时我的抑郁和焦虑情绪就像雪球一样，越滚越大。

他无法理解我的状态，问我是否爱他，我回答爱，他就反问我，在爱人身边怎么还会感到抑郁，还会有自杀的想法？尽管他是在问我，但听上去仿佛是在控诉我不爱他。**爱情可以有效缓解抑郁情绪，但它只是会减少抑郁情绪而已，并不能治愈抑郁症。**他提出这些问题让我感到他很粗鲁，不体贴我，我为此深感郁闷，而且很生气。

被爱及爱人都能帮助患者对抗抑郁症，但是并不能治愈抑郁症，我向他解释了数十遍，过了一段时间后，他才说他理解了我的状态。

但是因为各种原因，我们已经彼此厌倦。他提议我们暂时分开，等我抑郁症治愈后再复合。我害怕跟他分手，所以向他保证今后不会再感到抑郁，很快就可以不用去医院治疗抑郁症，而且会逐渐减少药物用量，事实上，这是不切实际的承诺。尽管如此，不久后，他还是提出了分手。

我的第2任男朋友是一个焦虑症患者，我们对心理治疗、精神疾病等都比较熟悉，彼此有一种亲近感。他也接受过心理治疗，并且对抑郁症、焦虑症、药物副作用、精神科和心理咨询等都有着基本的了解。这样一来，我可以把用于解释抑郁症的能量放在别处了，还觉得和患精神疾病的人彼此谈场恋爱也不错。

不过，一言以蔽之，我跟他的恋爱就是"患者派对"。他会因为遇到不开心的事而失联，令他感到不开心的事包括工作不顺利或宠物不舒服等。当时，我认为恋人之间如果有3天不联系就算分手了，所以当他第一次失联超过3

天的时候，我就以为我们分手了。

没想到几天后，他却仿佛什么都没发生过一样地出现在我面前，看着一脸莫名其妙的我，他的表情更加莫名其妙。

"我们是抑郁症患者和焦虑症患者，难道连这点儿默契都没有吗？我以为就算我不说，你也一定会理解我为什么会失联。"

怎么会这样轻描淡写地对待问题，这不是抑郁症的问题，简直就是无礼，是他不懂得尊重人，也懒得尊重人。

讽刺的是，他却无法忍受几个小时联系不到我。有一次，我没有告诉他就去了美容店按摩。结束后，我在更衣室拿出了手机，看到了他打来的70多个未接电话。一瞬间，我联想到他是不是出了交通事故或被送入急诊室，紧张地连按摩后放松下来的肩膀肌肉都再次僵硬了起来。我以为出大事了，可是他却只是怒气冲冲地责问我为什么不接他的电话。

刚开始，我还以为这就是他表达爱的方式，所以他才会打70多个电话，还会随时确认我是否在社交软件上，追问我为什么上线了却不联系他。后来我才明白，这些超乎正常的行为，不是因为他喜欢我，而是因为他焦虑。在交往过程中，我们通过努力"浇灌"和"滋养"彼此的焦虑以维持关系。从这段短暂的恋情中，我领悟到焦虑的两个人相恋只会带来灾难性的后果。

关系越亲密，彼此就越容易受伤。没有受伤的恋情是不存在的。有人说："单身是无聊的天堂，恋爱是有趣的地狱。"没有生病的人谈恋爱尚且如此，更何况是敏感、焦虑和抑郁的人谈恋爱呢？我有时候甚至觉得我们恋爱时的心情简直比过山车还要惊险刺激。或许跟性格沉稳的人谈恋爱会好些，但我想还是会很辛苦，因为快乐会转瞬即逝，到头来还是折磨自己。

尽管爱情苦涩，我却一直在尝试，今后也会不断尝试。那个不理解抑郁症的人，那个和我一起开"患者派对"的人，以及现在正在交往中的人，这些恋爱经验不仅丰富了我的世界，也让我懂得了做真实的自己。外婆曾说过女人这一生要多认识男人，此话不虚。不管怎样，比起无聊的天堂，我更愿意生活在有趣的地狱里。

我为什么对恋爱如此着迷

深夜，已经分手 4 个月的前男友打电话嘲讽我。

"刚和我分手，你就谈恋爱了？果然你不能缺男人。"

事实上我还是单身。听说他有了新女友后，为了不输给他，我谎称自己也有了新恋情，结果因为逞一时之气而落人口实。其实本不必在意他酒后的胡言乱语，但我无法做到。偶尔想起他的话，我感觉自己被当作一个离不开恋爱的女人，心情就不痛快。

也许他说的是事实，我的确一直在不断地谈恋爱。我总是轻易地开展一段恋情，即便我对对方没有太多感觉，但如果对方喜欢我，我就去尝试和对方交往。我不需要刻意讨好对方，不论我做什么，对方都能包容我，这让我感觉到自己是有价值的，我喜欢被爱的感觉。

因此，我无法做到"快刀斩乱麻"。当一段关系开始时，往往是对方主动提出和我交往，但到了分手的时候，我却成了那个难以放手的一方；或者我想分手，但舍不得对方的好而继续维持关系，即便感情变淡了，我还是不愿意分开，因为一旦分开，我似乎就什么都没有了；甚至有时候我明知正遭受对方的情感操纵，但选择性地记住对方的好，迟迟不愿分手。

虽然每次分手后都会感到痛不欲生，但我仍然积极地寻找下一段感情，去相亲，参加联谊会，渴望开始一段新的感情。我还在相亲网站上传了自我的简介，但由于担心暴露身份，所以在资料中虚构了住址和职业信息。

即便是确诊抑郁症后，我的恋爱态度也依旧没有改变。在抑郁症初期，我明知恋爱不能治愈抑郁症，甚至可能会使其恶化，但还是在确诊不到几个月的时候就开展了新的恋情。在这段恋情的几度波折中，我的抑郁症并没有好转，反而在分手时变得更加严重。当时的我为什么会如此执着于谈恋爱呢？

《低飞的自尊》的作者、精神科医生尹洪均认为自尊感有3个基本支柱：自我效能感、自我调节和自我安全感。他说："自我效能感是指一个人感受到自己很有价值，并且为了获得自尊感，必须相信自己是社会需要的人。""有价值"和"需要"这两个词点醒了我，从恋人那里获得的爱能让我感到自己是有价值的。

回想起来，恋爱时最美好的瞬间是彼此照顾对方的时刻。比如男友感冒嗓子疼时，我亲自为他制作梨汁；当他准备跳槽时，即便他没求助于我，我也主动帮他写简历；当他感谢我照顾他并帮助他顺利找到新工作时，我就感觉到自己是被别人需要的。反之亦然。在我生病时，有人照顾我，也让我觉得自己有价值。

但是，对一个心理健康状况良好的人来讲，自尊感并非以这种方式来寻找的。在恋爱期间，我可以确认自己是有价值的。不知从何时起，我只能从工作和恋爱中寻找自尊感了，但是这样获得的自尊感变得越来越低，低自尊无助于从抑郁症中走出来，因为自尊感低的人往往会贬低自己的价值，情绪也容易受到他人言语的影响。

我曾经和一个很会做饭的人短暂地交往过，有一次他邀请我去他家吃晚餐，我直截了当地说："我现在处于生理期不能发生性行为。"他认为我侮辱了我和他，以及我们的关系，感到非常生气。回想起来，他从没有轻视过我，反而是我物化了自己，我对自己的行为和想法感到羞愧。从那以后，他再也没有邀请我去他家吃晚餐了。

这件事导致我的心情跌入谷底，我才意识到自己不会谈恋爱，并下定决心放弃这样的恋爱方式。虽然通过恋爱能够获得自我效能感，但这并非谈恋爱的正当理由。如果再不改变，我就会陷入一种恶性循环中：当有人喜欢我时，我就会感觉自己是有价值的；而当没有人喜欢我时，我又会感觉自己毫无价值，这样不论我和谁谈恋爱都无法建立起健康的两性关系。

认清现实后，我开始寻找其他能让自己感到有价值的事情和人。例如制作蜡烛，我制作出了散发着清新温和香气的蜡烛，并在上面放置美丽淡雅的干花作为装饰，这让我的心情变得格外愉悦。将这些亲手制作的蜡烛赠送给亲朋好友后，我会感到一种深深的满足感。在这个过程中，我有两次是能确认自己是有价值的：一次是当我发现自己居然做出如此精美的蜡烛；另一次则是当我意识到竟然有人喜欢我做的东西！

我也开始重新理解"爱"这个词的定义，过去，我一直将它视为恋人的专属词汇，但现在意识到，我一直与各种各样的人分享着爱，最亲近的人是我的妹妹们。在遇到工作或人际关系的问题时，我会第一时间告诉妹妹们，寻求她们的建议，并遵照执行；当因为抑郁症而产生自杀倾向时，我最先告诉的人就是我的小妹妹。**实际上，充满爱的言行一直都在我身边，只是我一度忽略了它们的存在。**

在工作方面，我选择了降低对自己的期望值，以此来提高自尊感。过去，我对自己的要求非常高，对待每一篇新闻报道都如同对待"自己的孩子"一般，力求完美，而现在我的目标是每月只需写出一篇我自己真正喜欢的报道即可。从前我每天都会为了写出满意的新闻报道而苦思冥想，但现在我把对自己的期待值降低到了以前的二十分之一，这个方法非常有效。

我学会了将自尊感的来源扩展到家人、爱好和工作，即便是其中一个支柱坍塌，其他的支柱仍然能够支撑我。我不再因为害怕分手而缠着自己并不真正爱的人；如果工作不顺利，我就向恋人和朋友倾诉；如果人际关系出现问题，我就只专注于工作；而当所有事情都不如意时，我就选择留在家里，投入到制作蜡烛的兴趣中。我从未意识到兴趣爱好对于提升生活质量竟如此重要。

现在即便我不再频繁地制作蜡烛送给亲友，也深知且相信他们是需要我的。能够信任他人，意味着我的自尊感比过去有了显著提升。从前，我总是担心被别人抛弃，因此惴惴不安，而现在这种担忧明显少了。也许正是这种心态上的转变，让我的人际关系得到了改善。

现在的我真正相信，唯有学会与自己和谐相处，才能与他人建立良好的关系。现在的我也比从前更加懂得如何照顾好自己，更好地享受生活。

我也想过一了百了

韩国保健福祉部每5年就会对国民进行一次自杀现状调查，根据《2018年自杀现状调查》报告显示，曾有过自杀意图或自杀未遂的人占韩国总人口的18.5%，这一数字相较于2013年的22.8%有所下降。这意味着每10个韩国人中就有2个人曾考虑过自杀。

人们通常认为抑郁症患者可能会有自杀的想法，虽然并非每个患者都有这样的想法，但大多数确实存在这种倾向。我也曾经有过想要从这个世界消失的想法，我认识的几位病友也有过类似的自杀冲动。统计数据也进一步证实了抑郁症患者更容易自杀。韩国保健福祉部下属的中央心理检验中心在 2015 年到 2018 年年间，对 391 名自杀身亡者进行了"心理解剖"，结果显示其中 84.5% 的自杀身亡者存在精神健康问题。所谓的"心理解剖"是指心理专家通过自杀者留下的文字记录以及遗嘱等来探究其心理状态和行为模式的专业方法。

在抑郁症初期，我并没有想过自杀，甚至没有足够的精力去思考死亡或计划死亡。思考任何事情都需要大量的能量，因此最开始我只是想从这个世界上彻底消失，不留一丝痕迹，不想让任何人知道我的消失，更不希望我的离开会给任何人带来困扰或痛苦。我不是担心别人会为我感到悲伤，而是不想给任何人添麻烦。

药物对我产生了显著的抗抑郁作用，服用药物几个月后，我已经能够恢复正常的生活。与发病初期无法进食和睡眠的状态相比，我已经积累了一定的能量。讽刺的是，就在那时，我反而出现了自杀冲动。因为我意识到，想要瞬间从世界上消失几乎是不可能的，相比之下，死亡似乎成了一种更为简单的解决方法。一旦死去，一切烦恼都将烟消云散。

该怎么去死呢？当时我上网搜索了许许多多关于自杀的信息。神奇的是，当我读过这些信息后，我的心情居然平复了许多。我原本以为只有我自己会有这样的感受，但后来了解到，其实有很多人有着和我相似的经历。一位曾自杀未遂的病友告诉我："当绳索套在脖子上的那一刻，心情突然变得异常平静。"

那位病友还提到，自从"体验"了自杀，他反而生出了一股强烈的要好好活下去的意愿。他还说在面对死亡的瞬间突然萌生了强烈的生存意志，觉得自己无论如何都不能这样死去，要以赴死的勇气继续活下去。我对他的话产生了深深的共鸣。对抑郁症患者而言，人生就像一场看不到终点也无法逃脱的比赛。在抑郁情绪最为严重的时候，我感觉自己仿佛是在干燥的大地上奔跑的人群中唯一一个深陷泥潭之中的人，越是挣扎，不但无法前进，反而越陷越深。

后来，我的自杀念头消失了。因为我向精神科医生坦诚了自己的状态后，医生调整了用药；在我心情略好时，我把打算自杀的想法告诉了小妹妹，她并没有感到吃惊，只是淡定地问我药放在哪里，然后拿走了所有的药。根据韩国中央心理检验中心的调查，在韩国，自杀者中有一半以上的人在自杀前会释放出"想活下去"的信号，难道我也是其中的一员吗？

有人认为自杀是对生命的轻视，是一瞬间做出的错误的、极端的选择；也有人说自杀者过于轻易放弃生命，不明白为什么拥有那么多还要想着去死；还有人说自杀是在家人的心上钉钉子。我无法评价这些观点，因为我也不懂死亡，我只能提出几个问题来引发思考。

自从我患抑郁症，我听到了许多想要自杀的人的心声。**自杀绝对不是一瞬间的、极端的选择，而是长期抑郁状态影响下的结果。**实际上，自杀过程包括自杀动机、自杀计划和自杀实施这3个阶段，差就差在最后是否付诸实践。一位病友曾说过："抑郁症是一种会因为丢了手机就想自杀的病。"长期经受抑郁的折磨，就连手机丢失这样的小事都能成为自杀的导火索。

许多想要自杀的人并不是不珍惜生命，恰恰相反，很多研究都表明，**大多数抑郁症患者之所以受折磨，是因为他们对自己的期望太高，自我期望和现实之间的差距给他们带来了巨大的挫折感。**我的一位病友对自己的期望和道德标准要求极高，因为"不想再犯下任何罪孽"而想要自杀，他给自己设定的道德标准和期望之高，是我无法想象的。

《人间失格》的作者、日本小说家太宰治在他的第一封遗书中写道："我不想写小说了，我想死。"对他来说，无法写作的生活就不是生活。我喜欢的诗人李珍妮在她的诗作《最后的左手》中有着这样的诗句："为了活出自己，现在我决定一死。"

TIP 9
如何识别患者发出的求救信号

~~~~~~

精神疾病是导致自杀的主要原因之一。根据韩国中央自杀预防中心的资料，2018 年韩国自杀死亡者最主要的自杀原因是精神疾病问题，这一比例高达 31.6%，位居所有自杀原因之首。其次是经济问题（25.7%）、生理疾病（18.4%）等。

值得注意的是，还有很多人即便饱受精神疾病折磨也不愿去看精神科医生，因此推测因精神疾病自杀的实际比例应该更高。实际上，韩国保健福祉部的中央心理检验中心针对从 2015 至 2018 年的 391 名自杀身亡者进行了"心理解剖"，根据调查报告显示，84.5% 的自杀死亡者具有精神健康问题。

自杀是一个负面的话题，但我们仍然需要单刀直入地讨论它，因为只有这样做才能够有效地预防潜在自杀者的自杀行为。我们只需要稍加关注自杀议题，就能够观察到有自杀冲动的人向我们发出的求救信号。韩国中央心理检验中心调查显示，每10位自杀死亡者当中，有9人会在自杀前发出求救信号。

调查结果显示，求救信号体现在语言、行为和情绪这3个方面。最明显的是语言信号，例如，有自杀冲动的人会对周围人说"我不在的话，你要照顾好自己""照顾好妈妈""我想结束这一切""我想从世界上消失"等，近来在社交网络上，也有不少人发出类似的语言信号。行为信号体现在突然整理要丢掉的东西或拜访很久未能见面的亲人等。情绪信号则体现为对过去在乎的事情提不起兴趣、逃避社交等。如果家人或朋友患抑郁症，并且发出了这些信号，千万不可掉以轻心。

此时，千万不能对他们说"每个人都活得不容易。""一切都会好起来的。"等，这类话是起不到安慰作用的，反而会引起对方"你们懂什么"的反抗心理，还会诱发对方心中"果然这世上没人能真正理解我"的孤立感。

金善喜医生认为"想要自杀的人通常不会隐瞒自己的

心思，他们会不断发出信号，如果身边的人稍加注意就会发现端倪。""在这种情况下，直接谈论自杀相关话题是明智之举，切勿回避，只有这样做，当事人才会觉得你很理解他，并且能够跟他产生共鸣。然后再问需要给对方提供哪些帮助"。

张昌贤医生认为"最重要的是倾听，如果发现对方情况严重，可以说：'我对你的帮助很有限，不如我们找一个值得信任的地方请求专业帮助。'进而劝说对方去精神科或心理咨询室"。

需要特别注意之前有过自杀计划或曾经自杀未遂的人。自杀未遂的人再次自杀的概率很高，韩国保健福祉部在 2014 年发布的《自杀现状调查》显示，曾经尝试过自杀的人再次自杀的概率，比没有尝试过自杀的人高出25 倍。

张昌贤医生表示："如果患者反复尝试自杀，那么周围人或许就会觉得他跟故事里喊'狼来了'的那个牧童很像，但是这不代表自杀信号就是虚假的。如果患者反复试图自杀，就很可能导致真正的死亡。我们应该尽量多加关注并采取行动阻止悲剧的发生。"

我曾经以倾听和询问的方法，关注过一位自杀未遂的病友。当我得知她尝试过自杀后，我就经常问她："最近还想自杀吗？""如果想死的话，不如把你想做的事情做完再死，如果你死了我就失去一个朋友了，我会非常难过。"当她感到抑郁时，她会觉得我太烦人了："我都没力气回答你，你干吗总问这些。"当她想自杀时，她又会回想起我叮嘱她不要自杀的话，她会说："她不想我去死。"也许这只是个人经验，但是我认为效果还不错。

住院治疗是一种有效的干预措施。在韩国，精神科医生将发生过严重的自杀未遂的人视为紧急患者，并建议他们住院治疗。因为患者去门诊看病，一周最多去一两次，但如果住院，每天都能见到医生，日常生活也会变得非常规律。金善喜医生叮嘱患者及其家属："白天只要办理一般住院手续入院即可，如果自杀行为发生在夜晚，就可以通过急救通道入院，如果自杀行为严重，那么就要寻求专业医生的救助。"

从书籍中获得心灵的慰藉

☂☕☀☁

"摆脱烦恼的方法""克服孤独的方法""不生气，开启智慧人生的方法"这些是某位网红心灵疗愈者在网络媒体上的视频标题。我不知道现在谁还会看这种无聊标题的视频，但是令我没想到的是，这些视频的浏览量居然接近 100 万。我点开了"摆脱烦恼的方法"这个视频，该视频长达 44 分钟，这位网红心灵疗愈者在 2 分 38 秒时谈到"现在的苦难皆为浮云，再坚持一下吧！"我就关掉了视频。如果能摆脱，烦恼就不是烦恼了；孤独也是无法克服的，而是靠自己挺过去的。

我读的第一本心灵疗愈书籍是韩国作家金兰都的《因为痛，所以叫青春》。这本书之所以能成为畅销书，是因为它的内容以疗愈和共鸣为重点。当时，我即将大学毕业，朋友们出于对我的担忧向我推荐了这本书。他们的担忧不是没有道理的，我当时延期毕业，且平均学分绩点是 2 分（满分是 4 分）。5 年来，我第一次拜访指导我的教授，他看看我的脸，又看了看我的名字，一脸困惑地问我："你是我的学生吗？"

《因为痛，所以叫青春》这本书中谈到一个概念："人生时钟"。如果将人的一生从出生到死亡的时间比喻成 24 小时，那么 24 岁大约相当于早上 7 点 12 分，我在书中这句话下面画了重点标记。

但是，这种积极的想法只是短暂的安慰。我很快意识到我的"7 点 12 分"与别人的"7 点 12 分"大不相同。毕业后，我就忙于找工作。尽管留在首尔的成本非常高，但由于我的家乡并没有很多适合我的媒体工作岗位，所以我选择留在首尔，并不停地投简历，希望能找到合适的机会。为了维持生活，我晚上还做兼职工作。时间似乎并没有平等地分配给每个人，我是属于那种"用时间换金钱"的那类人，书里告诉我的"人生时钟"并不符合我面临的现实。

许多关于自尊感或自我管理方面的书籍，给我一种脱离现实的感觉。在一家大型书店里，我翻看了几本关于自尊感的畅销书，其中有一句是"就像把自己喜欢吃的食物装满盘子一样，我们应该让生活中充满自己喜欢的事"，看到这一句时，我"啪"地合上了书，很气愤，因为这是一种不负责的观点。

在这个世界上，不要说自己喜欢的事物填满人生，就连把可口的食物装入自己的饭碗里也不容易。想要用喜欢的"食物"装满自己的"盘子"，首先需要知道自己真正喜欢的是什么，这不仅需要花费时间和金钱，而且如果选择失败，就必须为此付出更多的代价。也正因如此，抑郁症患者大多选择墨守成规，不做任何改变，以致自己的世界也无法拓宽分毫。

无论是倡导积极正向的自我启发类书籍，还是抚慰心灵的疗愈类书籍、找到幸福和探索自我心路历程的自尊感类书籍，这些书看似不同，实则相差无几，它们都在要求读者在忙碌且杂乱的世界中实现自我管理。为了取得成功，要加强自我管理；如果被危机所困，那就选择暂时休息；如果这些都做不到，就努力在琐碎事中找到"小确幸"。所有的过程主体都是"我"，这个"我"是充满变数的存在。但这些书大多忽视了"我"所处的社会环境和社会关系，特别是忽略了"我"身处的社会结构。

相反，有些书在我患抑郁症时对我有很大的帮助。同样是给出建议，但非常有逻辑，更具有说服力。例如，我们常说"不要在意别人的眼光"，但我们很难不在意别人的眼光，这是因为"社会往往利用我们对认可的渴望来影响我们的行为。"（李承旭，《放弃的勇气》）当我看到这句话时，我不知不觉地点头表示认同。看眼色行事看似是个人行为，但事实并非如此简单。

不要给别人提"想太多解决不了任何问题"的建议，而是应该说："容易焦虑的人会很快消耗掉自己的能量，因为他们总是想象最糟糕的情况或充满负面想法。30多岁时，如果焦虑满腹，还能依靠体力支撑，但到了中年以后，体力就无法支撑焦虑了。"（尹洪均，《低飞的自尊》）。"光靠想不能解决问题"这句话没有什么说服力，但如果用"想太多会消耗能量"这句话来劝人，反而更有说服力。

有些话能够带给我积极的情绪。我曾经认为如果能够逃离令人窒息的职场生活，也许我的抑郁症就会被治愈，但事实上，除了减轻了些许压力以外，抑郁症并没有得到根本的好转。我曾认为如果离开韩国，我的病情会有所减轻，所以就出国旅行，但即便睡在被服务员清理干净的房间，吃着厨师做好的饭菜，我也感到抑郁。我不知道自己究竟应该何去何从。

那时，下面这些文章引起我的注意，并给我带来了巨大的力量。

"人世难居又不可迁离，那我们只好在此难居之处尽量寻求宽舒，以便使短暂的生命能在有限的时间里过得顺畅一些。于是，诗人的天职便产生了，画家的使命也降临了。"（夏目漱石，《草枕》）

"逃避困难并不能真正获得自由，这只是对自由的一种幻想。无论我们逃到哪里，如果不解决问题，最终还是会遇到同样的难题。没有任何一段关系或生活不存在挑战和伤害，而真正的幸福并不意味着生活中完全没有波折和平淡无奇。"（恩裕，《抗争使我们变得清澈》）

原来并非只有我会如此，并非逃到远方就能解决问题。我很快就回到公司上班，这些文章会比周围人的劝解更能打动我的心。

在经历抑郁症时，我总是问自己："人为什么要活着？"我不想再听到"人生很美好"这种话了。"我们只不过是被扔到这个世界上，活着只是为了生存而已。逐渐死去的身体，无法永恒的关系，在不确定的生活中，或许只有流泪是必不可少的。是在房间里哭泣，还是在旷野里哭泣？如果让我选择，我宁愿选择旷野。至少，我能遇见跟我一样哭泣着的人，我想待在那里跟他们一起哭泣。"这是韩国作家洪承恩的《我希望你做一个不满的人》中的一段话，它给出了"我们为什么要活着"这个问题的部分答案。我就像宇宙中的一粒尘埃般渺小，但如果能跟别人一起哭泣，我的人生也不是那么糟糕。

并不仅仅是心灵疗愈书籍，只要是自己喜欢的书，就能在其中找到安慰。要做到这一点，我们就要多读书、读好书。韩国学者郑希珍谈到阅读时说"书籍穿过身体，让我变成另外一个人"。我希望大家都能遇到这样的好书，并从中获得心灵的慰藉。

第四章

今天我也与抑郁症共存

"

当你有能力控制自己的生活，
就可以视为好转的迹象。

"

我是一个抑郁症患者

在被诊断为抑郁症 1 年多后，我问当时的医生，为什么治疗这么长时间，却不见起色。

医生解释说："你比较敏感，像你这样情感细腻且对外界刺激反应迅速的人恢复起来会更慢。你现在的抑郁症症状已经进展到了长期持续状态，虽然不像急性发作期时那么痛苦，但恢复过程也需要更多时间。"

"敏感"这个词在这里的含义是指"个体在生理上或心理上对外界事物有着快速而强烈的反应"。

抑郁症的诊断标准是怎样的呢？根据《精神疾病诊断与统计手册（第五版）》，抑郁症的诊断需要满足一系列条件，包括出现情绪低落、缺乏动力、注意力不集中、食欲不振，以及丧失兴趣等症状，这些症状必须至少持续 2 周，并且要足以导致患者在日常生活和职业功能方面出现明显的损害或痛苦。

抑郁的症状在现代社会中较为普遍，尤其是生活在大城市的上班族中，他们可能会经历情绪低落、缺乏动力、注意力不集中和丧失兴趣等症状。然而，对抑郁症患者来说，这些体验不仅更为深刻，而且持续时间也更长。

当面临意外事件或无法应对的情况时，抑郁症患者与没有患抑郁症的人的反应存在明显差异。作为抑郁症患者，我发现自己在遇到挑战时会突然感到无助或陷入抑郁状态，甚至会跌入情绪低谷。**抑郁症患者的情绪低谷比没有患抑郁症人的情绪低谷更深，并且在情绪低谷中停留得越久，就越容易感到崩溃。**

我一直被 1 年这个数字困扰。如果症状持续不到 1 年，我可能就会将其视为"偶尔"的抑郁症，但一旦超过 1 年，我就感觉自己仿佛陷入无法摆脱的状态。时光流逝，我却无能为力。虽然知道自己不应该困在 1 年这个数字里，但是我仍然克制不了一直去想它。

我感到自责，认为以前应该更加努力才对；同时我又觉得现在重新开始似乎太迟了，反正一切都已经无可挽回。下班回家后，我直接躺到了床上，辗转反侧难以入睡，从晚上 10 点到 11 点，时间就这样一点一滴地流逝。最终，我艰难地起身去冲澡，却一直在哭泣，没有什么特别的原因，只是觉得自己很可怜，并对自己的状况感到焦虑和烦躁。为了战胜抑郁症，我尝试了各种方法：不断地去医院接受药物治疗，花费大量金钱进行心理咨询，还阅读各种关于抑郁症的书籍。然而，为什么我还是在原地打转？我真想抓住抑郁症这个恶魔的衣领，质问它，为什么要这样对我？

一旦陷入抑郁，就会滋生出更多的消极念头，但随着抑郁的程度加深，我反而对时间的流逝变得漠然起来。无论是经历了 1 年还是 10 年，于我而言似乎没有太大的区别。我几乎对所有事情都失去了兴趣，变得满不在乎。周围的人都在追求幸福的生活，而我却感觉自己似乎永远无法触及幸福，甚至我连幸福本身是什么样子都难以感受到。"我为什么还要活下去？""我觉得生活毫无意义。"这样的疑问和感受依然在我的脑海中徘徊下去。

幸运的是，我很快就得到了帮助。除了接受药物治疗之外，我还开始了心理咨询。我的心理咨询师说，抑郁症的康复过程并不与时间成简单的线性关系，而是像一个波浪形的图表一样，时高时低。但整体的趋势是向上发展的。心理咨询师还提到，虽然现在的情况可能比1个月前更加糟糕，但这条曲线还会再次上升，到那时我的状况就会有所好转。"曲线还会再次上升"这句话一直在我耳边回荡，成为我坚持下去的一种鼓励。

因为找到了适合我情况的目标，所以我的恢复速度加快了。幸福依然显得遥远，但只要我踮起脚尖，似乎就能接近一点点。既然经历了超过1年的抑郁，我就没有必要纠结于这个数字了，那毫无意义。我不再纠结于患抑郁症的时间长度，而更多地关注现在相比之前有了哪些改善，以及今后还有多少改善的空间。此外，适当调整抗抑郁和抗焦虑的药物用量也会有所帮助。

现在，我学会了与抑郁症共存。一旦出现抑郁情绪，我就能够很快感知到。现在的我比从前能更迅速而恰当地应对抑郁症，这得益于我在经历多次起伏过程中所学到的应对策略。

根据以往的经验，我现在已经了解在不同的情绪状态下哪种行为对我最有益。我知道外出活动或锻炼对我更有帮助；而在其他时候，宅在家里或干脆睡一整天可能会更加有效。我现在也比从前更善于合理化自己的行为了，当想到"今天啥也没干，要完蛋了"时，我会安慰自己"我有抑郁症，所以没关系"，然后继续放松自己。约会迟到时，即便坐出租车匆匆赶往目的地，我也会安慰自己道："就算迟到，至少我已经出门了。"**这就是合理化，是一种心理防御机制，帮助我减轻内心的负担。**

自从我学会了与抑郁症和平相处，那些曾经困扰我的问题，比如"我为什么活着？""人生的意义是什么？"已经不再是问题。某天，我在网上观看了一个名为"对话的喜悦，人生的意义篇"的视频。其中一位嘉宾说："我们不应该问人生的意义是什么，而是问我应该赋予人生什么意义。"听到这句话时，我愣住了，瞬间泪流满面。

"人为什么活着？"这个问题并没有一个固定的答案。尽管人生是由无数个我们设定的小目标构成的——比如上大学、工作、结婚和赚钱——这些目标让我们能够活下去，也让我们从中感知到喜悦和收获。然而，这些目标并非人生的终极目标，也没有人仅仅为了这些而活着。因此，当我们试图回答"人为什么活着？"这个问题时，我们总是会觉得很难给出一个明确的答案。

如果将问题转化为"我想赋予人生什么意义"，答案就会变得无穷无尽。**你想赋予人生什么意义，决定了你的选择和行动。**我最近在思考"我希望人们记住我是一个什么样的人"，我希望这个问题的答案是"善良的人"。相比于思考"人为什么活着？"这个问题时感到空虚和悲伤，思考这个问题时我感到更加充实和积极，也不会产生"我真的要这样生活吗？"这样的负面想法。

我希望自己、我的朋友们，以及我不认识的人都能**为自己的人生赋予一些意义，活出多姿多彩的人生。这样的**

思考方式不仅有助于我们找到生活的方向，也能帮助我们在面对挑战时保持乐观的态度。当我们专注于自己希望成为什么样的人，并努力朝着这个方向前进时，我们就能更好地应对生活中的起伏，同时也能够给周围的人带来正面的影响。

持续地做自我关怀的事情

我的抑郁症管理方法①

☂ ⛄ ☀ ☁ ☂

我曾经问心理咨询师和医生，我的抑郁症什么时候能够完全治愈，我期待着一个充满希望的答案，但是他们都说，与其想完全治愈抑郁症，不如思考如何更好地照顾和管理抑郁症。难道我要一辈子与抑郁症同行？难道我要每天吃药、每周往医院跑？几秒钟的沉默之后，我张口说出了一个"啊"字，然后就再也无言以对了。

但仔细想想，身体的其他功能不也是如此吗？有一次，我的脚腕韧带拉伤，在那之后我尽可能穿运动鞋。每到换季时，因为担心鼻炎复发，我会提前准备抗过敏药。因为我有低血压，内科医生建议我有意识地多吃一些咸的、辣的食物。我不喜欢穿运动鞋，更喜欢穿高跟鞋，但是如果不加以自我管理的话，脚腕韧带恐怕早就再次受伤。我真的很讨厌咸的、辣的食物，但如果我不吃的话，也许每天就会因为低血压而感到眩晕。这么思考之后，我逐渐能够接受"与其想着完全治愈抑郁症，不如思考如何更好地照顾和管理抑郁症"的想法。

但关于今后如何照顾和管理抑郁症，我的脑子里却是一片空白。每个抑郁症患者感知到的安全感、舒适感和幸福感等不尽相同，所以照顾和管理抑郁症的方法也因人而异。**为了更好地照顾和管理抑郁症，我必须深入了解自己，比如在什么时候我感到脆弱，以及何时何地感到安全和舒适。**

我看的精神科医生无一不说运动对缓解抑郁症是有效的。为此，我专门去健身房报名参加了课程。可是，我却感觉健身教练总是在命令我，总是在干涉我。最终，我以身体不好为由，再也没去过健身房。这次经历让我意识到，我讨厌被别人发号施令。

后来，我把运动项目换成了骑自行车，这是我小时候非常喜欢的一项运动。我家门前就是中浪川骑行路，可是那里人非常多，拥挤的空间带给我的压力超过了运动带来的好处。在拥挤的空间里，我会很快消耗掉能量，很难在人多的环境里久留。我曾经有几次在大型超市里购物，突然感觉喘不上气来，只能中断购物，急急忙忙返回家中。因此，最后我放弃骑自行车这项运动。

盲目运动反而起到反作用，因此我应该找到适合自己的运动项目，经过一番筛选后，我选择了瑜伽。瑜伽老师经常说："**不要勉强自己，力所能及就好。**"我很喜欢这句话。在上瑜伽课时，如果瑜伽动作太难以至于做不到，我就会双脚并拢坐着，或全身放松地躺着，没有人会责怪我。

做完瑜伽后，我会因完成了一件事而感到满足。我喜欢全身各处都得到了舒展的感觉。瑜伽也是一项很容易出汗的运动，大汗淋漓过后，迎风吹来，感到无比畅快。每次从瑜伽馆出来，我都会轻声对自己说："啊，感觉真好，我要记住这种感觉。"这样我才有动力去上瑜伽课。我相信这种感觉有助于抑郁症的康复。

实际上，**运动不仅能给人带来能量和活力，还能使大脑更加健康**。运动已被证明能够促进大脑内血清素的合成和释放，这对于改善心情和减轻抑郁症状是有益的。《重塑大脑回路》的作者亚历克斯·科布认为，运动可以增加脑源性神经营养因子，这种因子能够使大脑更加强壮和健康，更有力量对抗抑郁症等疾病。

除了必须做的事（如运动）以外，平时我也做一些让我感到幸福的事情。不过，这些事情能否缓解我的抑郁症还要看我当时的身心情况，以及这些事情的内容而定。旅行就是如此，很长一段时间以来，旅行能够带给我满足感和幸福感。

去年秋天，我感到自己的能量逐渐消失，经常会感到无助，即便是微小刺激也会让我感到迷茫。于是我想到了旅行，便把剩下的年假一起休掉，去了土耳其旅行。土耳其融合了亚洲和欧洲的文化，到处是迷人的景色和可口的美食。土耳其的伊斯坦布尔被很多旅游指南誉为"一生必去的 10 个地方之一"。

那是一个能休息和补充能量的地方，但我却并不开心。因为有太多可看的景点，我反而倍感压力，如果一天里什么都没看到，那么我就会带着旅行不顺的愧疚感入睡。也许正因如此，当我从伊斯坦布尔前往沿海某个小城市那天，我感到如释重负，而不是遗憾。

当我到了既没有景点也没有好吃的餐馆的小城市时，我感到很安心，感觉旅行终于开始了。我每天睡到自然醒，然后带上书和泳装去海边，在沙滩上读书或收集五颜六色的小石头，然后返回住处休息。

经历了这场旅行，我才明白医生所说的，旅行对我是否有帮助，要根据我的状态来定。也许有人不理解没能逛完景点就感到自责的心情，但我就是容易自责的人。因此，根据个人的状态来选择适合自己的旅行目的地，以及合理安排旅行日程非常重要。

遗憾的是，人不可能每天都遇到顺心如意的事情，即便一万个不愿意，我还是必须去做一些事情。比如我一早睁开双眼去上班，挤进如同沙丁鱼罐头一样的地铁，而且我难以忍受每周工作 5 天。除此之外，社会上充斥着负面消息，悲剧每天都在上演，令人心情沉重。正因如此，当时的我觉得我生活的地方犹如地狱一般。

患抑郁症的人对微小刺激也会反应敏感，因此处于这种情况时，更要照顾好自己。我知道做起来很累，也无数次问过自己："我一定得这样活下去吗？"却找不到任何答案，**只能按部就班地活下去，尽量让自己过得舒适一些，照顾好自己**。尽管这样的日子很麻烦，但也并非不幸。

TIP 10

抑郁症可以完全治愈吗？

～～～～～～～～～～～～～～～～～～～～～～～～～

金善喜医生问我："你觉得什么是抑郁症的治愈？"

她解释说："如果把抑郁症 100% 不再复发看作是治愈的话，那么抑郁症是很难达到这种状态的。但如果把抑郁症不会对日常生活造成妨碍，可以随心所欲地生活看作是治愈的话，那么抑郁症是有可能达到这种状态的。"

如果问抑郁症患者和医生抑郁症是否能治愈，他们往往会异口同声地说难以达到彻底治愈的状态，这是一个令人绝望的答案。但严格意义上来讲，并不只有抑郁症难以达到完全治愈的状态，高血压和糖尿病等慢性疾病也同样难以根治，只能加以控制，许多其他类型的精神疾病也是如此。

并非只有患有精神疾病的人才需要照顾好精神健康。精神疾病可能是由遗传因素、生物学因素和环境因素等多种因素相互作用引起的，所以世上根本不存在 100% 精神健康的人，每个人都在某种程度上需要管理精神健康。

金善喜医生说："**抑郁症患者照顾好自己的方法并不难，多与合得来的人见面，多吃好吃的食物，做一些简单的运动就行。抑郁症患者往往自我评价过低，建议患者为自己正在做的事情找到意义。**"这意味着患者在进行日常活动时，尝试发现这些活动的价值和目的，在做这些活动的过程中感受到成就和满足感，从而提升自我价值感和生活质量。

张昌贤医生主张："深呼吸、按摩紧绷的肌肉、洗澡时放声歌唱，以及适当运动等方法听起来是老生常谈，但都是每个人都能轻松做到的，建议抑郁症患者去尝试。"

抑郁症患者自我照顾非常重要，因为抑郁症的复发率较高，有资料显示，首次发作的患者复发率为 50%，第二次发作的患者复发率为 75%，而对于三次及以上发作的患者，复发率高达 90%，也就是几乎一定会再次患抑郁症。

因此，抑郁症第一次发作时的应对方法至关重要。通过尝试各种方法，了解自身的弱点，并找出最适合自身的照顾方法，这样才能更快地、更容易地摆脱抑郁症。

如果很难照顾好自己，或者想了解自己的方法是否得当，建议寻求精神科医生的帮助。张昌贤医生建议："患者即使结束药物治疗，也最好定期去医院进行检查。"除此之外，坚持进行心理咨询也是一个很好的方法。

有人将停止药物治疗视为治愈，但这并不完全正确。**真正的治愈意味着即使停止药物治疗，也不会陷入抑郁的状态**。这就需要患者准备好应对压力或缓解焦虑情绪的方法等，如果患者没有做好准备就停止药物治疗，就会沿用习惯做法去处理问题。

问题是，许多患者的习惯做法与抑郁症息息相关。例如，我的习惯做法就是为了回避问题，整天蒙头睡大觉或看电视。时间久了，我就会感到强烈的无力感。因此，在停药之前务必找到新的方法。

我究竟能否摆脱抑郁症？对于这个问题我仍旧无法给出确切的答案，但很明确的一点是我比从前变得更好了。我有想吃的东西，也有想做的事情，而且只要这样继续保持下去，一定可以"治愈"的状态——日常生活不再受抑郁症影响，能够随心所欲地生活。

日程安排带来的安全感

我的抑郁症管理方法②

到了晚上 10 点，我开始准备就寝，先用湿巾擦拭一遍房间，然后去洗澡。洗完澡后，我采用"7 水法"护肤，"7 水法"就是在脸上涂抹爽肤水 7 次。我非常用心地涂抹爽肤水，整个房间里只有手掌啪啪地拍打皮肤的声音。晚上吃完药后，我会关掉日光灯，然后打开黄光的夜灯，光线过亮或过暗，我都无法入眠。

为了能在晚上 10 点睡觉，我必须确保在晚上 9 点之前到家。考虑到从办公室或约会地点到家里需要 1 个小时的时间，这意味着我必须在晚上 8 点左右离开。虽然这听起来有些像强迫行为，但我喜欢这样结束自己的一天。

担忧、焦虑和无助是抑郁症的典型症状。自从我患了抑郁症，我开始为一些小事担忧，变得焦虑，并且很容易陷入无助的状态。有一段时期，我总是感到焦虑，心理咨询师建议我早上一睁开眼就思考今天的日程安排，然后按照计划去执行。**因为有计划的日程安排能让事情具有一定的预见性，有助于缓解焦虑。**

我以前是一个不会管理时间的人。自从我一个人生活，就没再有过规律的生活。尽管上大学时有课程表，但我总是因为要参加一些聚会而逃课。聚会从来没有按时开始过，也就无法按时结束，有时甚至玩到天亮。大学生活本来就很容易变得不规律，我更是过着极其不规律的生活。

放假时，我曾连续几周都宅在家里狂看电视剧。有一部叫《24 小时》的美剧，剧情讲述了一天（24 小时）内发生的事件，这部美剧一共有 24 集，每集讲述了 1 小时里发生的事件。小妹妹和我都觉得像这样的电视剧一定要一口气看完才过瘾，所以我们就不眠不休地看完了。看完一季后，我们就一口气休息三四天，然后再接着看下一季。那段时间我的腰部非常疼。

我刚做记者时，生活更加不规律了。每天都有新的事件发生，没有人知道事件会在何时朝向何种方向发展，每个新闻部门的工作有所不同，我的部门早上7点左右必须完成《新闻晨报》，如果前一天晚间发生了突发事件，那么前一天写好的报道就毫无用处。如果发生重大事件，我们就要立即赶到现场，甚至要待在现场几天几夜，通常要等到前一天才能确定是否能够回家。

那段日子我的心总是怦怦直跳，我以为这只是因为我喜欢采访和写新闻报道，但实际上我也对突发情况感到焦虑。后来出现了心悸症状，但我不知道它是由何种情绪引起的，只能往好的地方想。直到我得了抑郁症并接受心理治疗后，我才意识到并辨别出引起这些症状的具体情绪。

日程安排不仅需要关注时间，还需要留意空间、兴趣，以及人际关系等。"日程"在这里的含义是"按日排定的行事程序"。构成一天日程的因素除了时间以外，空间也同等重要。不知道有多少人会喜欢办公室，反正我一想到办公室就肚子疼，经常一上班就去卫生间。

为此，我尽量减少去那种让我为难和不喜欢的场所，每周只去办公室2次，尽可能去跑现场采访，如果没有采访，就到新闻发布会或公司附近咖啡馆工作。虽然现场采访是苦差，但起码不会让我觉得肚子疼，这也是因为记者这个职业的特殊性质，我才能这么做。

我把我喜欢的空间打造得更加舒适和安全。为了能睡得更香，我在卧室准备了自己喜欢的被子和枕头。我没有买过被子，而是会一直使用妈妈给的被子，直到它破洞。妈妈来到我的出租屋时，对这番光景大吃一惊，问我为什么不告诉她。但是，盖着破烂被子，我能够睡得香甜。

我在房间里布置了一个原木书桌，用来读书和写文章。书桌上摆放着正在阅读的书籍、1个日记本和1个笔筒。我把自己最喜欢的笔放进笔筒中。在外面累了一天，只要回家看到早上收拾整洁的房间，我就觉得心情愉悦。维持房间的整洁也是我的日程安排之一。外部共享空间是不可预测的，但我的房间是可以掌控的。

我患抑郁症后，身体随时会出现意想不到的症状，甚至没有任何事情发生，也会出现症状。比如我常常毫无理由地哭，感到恶心和头晕。在上班或跟友人见面时，出现症状，我就会感到难堪，进而因为"怎么回事？我不能这样。"的想法，使得症状更加严重。但是，我总不能每次都跑回自己的房间。

我向医生诉说了我的困扰，他建议我做一些特定行为来缓解症状，比如闭上眼睛深呼吸。我选择的特定行为是在手机备忘录里记录症状，虽然文字很难完全捕捉到当时的真实感受，但是在很多方面都有帮助。

专注做某件事可以有助于我将波动的情绪恢复到正常状态。记录症状一段时间后，我发现很多症状其实没有我想象得那么严重。我一遍又一遍地阅读之前在手机备忘录里记录的症状后，就觉得当下正在经历的症状一定会消退。现在，当出现意外的症状时，我就会马上打开手机备忘录开始记录，然后就不再去想症状了。

人生本来就充满不确定性，关键在于我们如何接受它。我是一个比其他人更难接受不确定性的人，因此我需要日程安排。即便遇到意料之外的事情，我也能回到我所制定的"按日排定的行事程序"的状态，这让我倍感安心。我从未想到过会过上有日程安排的生活。大学时代的我，一定无法想象如今的我，正所谓世事难料。

TIP 11
学会感知自己的进步

～～～～～～～～～～～～～～～～～～～～～～～～～

　　每当我遇到抑郁症好转的病友，我就很羡慕。我也能这样吗？是不是他的病情不严重？以前，当别人问我过得怎样时，我总回答"马马虎虎"。可是不知从何时起，我回答"比以前好多了"，一说完自己都吓了一跳。虽然需要很长时间，但是抑郁症确实是可以好转的。

忘记吃药

　　很多人说感到抑郁症好转的迹象之一是忘记吃药，我也有同感。我通常早晨吃抗抑郁药，晚上吃抗焦虑药，有一段时间，我会按时吃抗焦虑药，但是会忘记吃抗抑郁药，所以医生叮嘱我要按时吃药。

坚持按时服药很重要，只有这样做，患者才能尽快停药。但对我来说，忘记吃药是抑郁症转好的迹象之一，我很开心。因为在抑郁症严重时期，吃药是我一天当中最重要的事。

张昌贤医生表示："在抑郁症初期，患者对药物有'蜜月期'。因为药效良好，所以患者总想吃药，如果没有吃药，患者就变得焦虑。然而患者状态有所好转后，有时会忘记吃药。"

和过去的自己相比，发现现在的自己变得更好

患抑郁症后，我做得最棒的事情就是写日记。对我来说，写日记有很多好处，不仅可以发泄情绪，还可以记录心理咨询和精神科就诊的内容，而且手写文字可以减轻焦虑。四年下来，我写了数不清的日记。

翻阅以前写的日记，我就能明显感觉到现在的自己有所好转。1周前和现在的我似乎不会有很大的区别，但是

4 年前的我、1 年前的我和现在的我都有着很大的不同。从前的日记里有着很多关于焦虑、恐惧和想要从人间蒸发的内容，而现在的日记里再也没有这些内容了。

我不相信别人对我说的"你好像好一些了""你的气色比以前更好"之类的话，我会想："你知道什么？"因为我不相信那些话，所以它们不能作为我好转的证据。但是，当我看到自己写的日记后，我确信自己正在好转。这是写日记意料之外的收获之一。

相信自己有助于改善抑郁症，如果你看到现在的自己比以前好，就会相信未来的自己会更好。你不一定非要写日记，还可以在自己的社交媒体上浏览以前的记录，你可能会发现，之前困扰你的问题都已经得到了解决，或者很可能被你遗忘了。

开始关注其他事物

我患抑郁症后，感到的困扰之一是视野变得狭窄。身为记者，必须对世界充满好奇心。但是我的身心已经没有能量，我对外界事物、朋友和家人等失去了兴趣，只想断绝一切联系。

　　有一天，我躺在床上无所事事，就点开了朋友圈，看到一个朋友远行归来，给她发送消息问候了几句。之后，自然而然地约了见面的时间，我开始上网查找好喝的咖啡馆、环境清幽的茶馆等。我突然意识到自己好久没有这么做了，感到抑郁症正在好转。

　　我的其他病友也有着与我相似的经历。有一位病友是电影迷，没患抑郁症时，她每周都看一两场电影，但是在抑郁症最严重的那一年里，她没看过任何电影。当她又想看电影时，她才感到抑郁症正在好转。还有一位病友好转的迹象是想谈恋爱。

　　张昌贤医生在回答怎样察觉抑郁症有所好转的问题时说："当感到抑郁症再也不是自己生活的重心，开始感知周围世界，虽然仍然感到有压力，但不再把压力归罪于抑郁症，而且能够控制自己的生活，就可以视为抑郁症好转的迹象。"

抑郁症对人际关系的影响

～～～～～～～～～～～～～～～～～～～～～

☂☕☀☁🐦

　　我的朋友很多。尽管我不是那种领导团队的人，但我擅长将人们聚集在一起。我会想出各种理由号召大家相聚一堂，举办丰富多样的聚会，比如乔迁宴或家庭聚会。朋友们很高兴来到我首尔郊区的家，我也很愿意介绍不同的朋友互相认识，让彼此变得更加亲密。

　　我喜欢结识新朋友，觉得做记者的最大优势是能够结识各行各业的人。在采访过程中，我结识了很多朋友，不分男女老少。此外，我在网上也结识了很多人。我社交媒体平台上拥有不少粉丝，即便随便写几句话，也会有很多人点赞。

患抑郁症后，我从社交生活中销声匿迹，也不再对社交感兴趣。我不再举办聚会活动，也退出了许多群聊。社交媒体平台曾经是我的"游乐场"，现在却不想再经营它，因为我写的文字都太极端，极端地开心、极端地气愤、极端地抑郁、极端地悲伤。最终，我注销了社交媒体账号。

我身边聚集的人们仿佛手中握着的沙子，一点点流散。恋人跟我提出分手，理由是我的抑郁症让他感到相处很累；朋友责问我为什么每天都装作很忙的样子，并表示今后再也不主动联系我了，这些都还算是比较亲近的关系，才能有这番对话，而那些数不清的、相对浅的关系都在无言中变得冷漠。我患抑郁症没什么大不了的，但看着身边的人一点点走散，我心中的酸楚和悲伤无法言喻。

我十分悲伤，却没有力气去挽回。在面对朋友说不再主动联系我的短信时，我无言以对，并非无话可说，而是心中有着千言万语，却不知从何说起，我没有信心能让她理解我，更没有能量去说服她。我知道再这样下去身边就没有人了，但我实在是没有多余的能量去维持人际关系了。

有人说抑郁症是一种让你身边的人都离你而去的疾病。在经历了一段重度抑郁的时期后，我身边的人已经所剩无几。刚开始，我还对他们有所怨言，抑郁症也是一种疾病，为什么不能体谅我呢？如果我腿断了住院，他们也会同样对我吗？如果我患的是其他疾病，他们会安慰我、理解我吧？

后来我逐渐意识到，人际关系需要相互付出和给予，因此我不应该奢望别人能理解我，谁会喜欢一个不主动联系的恋人，一个不经常联系的朋友，一个随意取消约定的人呢？如果是我，也会离开患抑郁症的朋友，但我心中还是会埋怨："不管是出于抑郁症还是其他原因，他们那样做都很过分。"

现在一想到朋友是因为我的抑郁症而离去，我就感到难受。也许如果当时我没有失联，没有取消约会，事情就不会发展到如今的地步；莫非其实我可以努力做到，只不过拿抑郁症作为借口？莫非我在利用抑郁症为自己的不负责任和懒惰辩解？至今，我被诊断为抑郁症已经超过4年，我已经适应了不再响铃的手机、社交媒体平台上为数不多的粉丝，我也放下了怨恨和自责。

我并不认为留在我身边的人比离开我的人更好或更善良，也许那些离开我的人更看重感情，因为我的无情让他们感到失落才离我而去。有的人可能并不了解我，才对我很亲切。也有的人在我患病时对我十分照顾，让我受宠若惊，但当我表示出康复的迹象后，他们却不喜欢我了。**人际关系会因为各种各样的原因时好时坏，而且通常都不是我可以控制的。**

我不清楚留在我身边的人是如何接受我的抑郁症的。他们也许跟我有着相似的病，正所谓"同病相怜"，或者他们可能是并不关心抑郁症。曾几何时，我很好奇为什么还有人在我的身边。但现在，我对探究原因丝毫不感兴趣了，只会庆幸身边有触手可及的人，也想尽我所能与之相伴。

人际关系原本就是一个难以把握的东西，只不过对患抑郁症的人来说，人际关系又多了一个变量——抑郁症。

从某些方面来看，患者在人际关系方面的困难确实是抑郁症的缘故，这是无法否认的。但是我更加认为一段关系的结束，意味着另一段关系的开始。

与抑郁症共存 3 年,
我又出现双相情感障碍

每个人都有熟悉的情绪和陌生的情绪,例如,我对生气的情绪感到很陌生。跟我一起住了十多年的妹妹们都觉得我是一个没有脾气的人。心理咨询师问我最后一次生气是何时,我回答记不清了。心理咨询师说所有的情绪都有作用,所以该生气时就应该生气,我虽然回答知道,但在实际生活中却不知道该怎么发脾气。

去年夏天,曾经毫无脾气的我却一天到晚都在生气,导火索是烟的味道。楼下的住户在室内吸烟已经不是一两天了，连续两年，我每天都能通过卫生间的换气扇和阳台闻到烟味，我觉得很烦人，但也没有生气。然而，有一天早上，一股烟味让我忍不住突然发脾气，我猛地一下从床上跳起来，走到阳台上，大声嚷嚷着不要在楼内吸烟，还掺杂着难听的话。

妹妹们吓了一跳，赶紧跑到阳台上，那时我还在扯着嗓子高喊，妹妹们拦住了我，说这样太令邻居难堪了。这是我有记忆以来第一次大声喊叫，喊叫后觉得心情舒畅，还笑了出来，妹妹们一脸茫然地看着我。

关于烟味引发的"战争"持续了近一个月。楼下邻居毫不在乎，继续抽烟，我不认输，也继续大声喊叫。妹妹们说我这样做，以后邻居们会用异样的眼光看我们，让我停下来。

我出现的新变化并非只有生气。我在被诊断为抑郁症后，很长时间不想见朋友，也没有能量去见任何人。但是那时，我突然感到有了能量，想去见朋友，想和朋友一起吃美食，一起聊天。我联系了很久都没联系过的朋友们见面，我的午餐时间和晚餐时间都约满了朋友，我跟朋友们相见，畅谈欢笑，仿佛从没患过抑郁症一般。朋友们都说我"看上去很开心"。

在患抑郁症后，我规定自己尽量在晚上 9 点前到家。但在去年夏天那段时间里，我晚上 10 点或 11 点到家成了常态。我感受到了过去 3 年零 3 个月里从未有过的能量，一开始，我以为这是抑郁症好转的迹象。

但是这难以说是抑郁症好转的迹象。在回家的路上我心里总犯嘀咕，我感觉自己总在说一些废话，别人都不笑，我却大声笑个不停。随着和朋友的见面越来越多，我还需要在日记里提醒自己要少说话。虽然明明有能量和朋友们见面，有能量才跟楼下抽烟人发起争执，但我的心情并不好，甚至有些不愉快。

那时我对自己感到不自在和陌生，好像自己换了一个人。我不断冒出这些想法："我真不该讲那些话；我会不会看起来很奇怪；好久没有和朋友见面，我居然说出那些奇怪的话；我真不该约朋友们见面，一开始就不应该去联系他们。"在抑郁的时候，我讨厌做一切事情；面对这样的自己，我又羞愧得想死，感觉自己好像哪里出了问题。

医生观察了我1个多月后，诊断出我患了双相情感障碍。他说很多二三十岁的人有"混合型"，即抑郁伴随轻躁狂，要我不必太担心。我的抗抑郁药被暂停一段时间，也许是因为抗抑郁药让我一直处于亢奋状态。这时我才明白自己为什么会说一些不得当的话，产生一些不愉快的情绪。

　　但是我难以接受。我已经被诊断为抑郁症和焦虑症，现在又有了双相情感障碍？真是荒谬，我无奈地笑了。在就诊过程中，我不断地微笑、皱眉，医生微笑地问最近是不是花了很多钱，我条件反射性地回答没有。我曾经在一些资料里看到，双相情感障碍和精神分裂症的常见症状之一就是控制不住花钱。

　　我不想让医生觉得我有双相情感障碍，所以尽可能地装冷静，有意识地慢慢讲话，并尽量减少双手动作。那段时间我查阅了关于双相情感障碍的资料，了解到双相情感障碍并不是一种简单的心情变好又变消沉的疾病。患者往往会心不在焉、说话很多，有时还会因过度自信而鲁莽行事，比如突然辞职去创业，我担心自己会发生这种事。

　　关上诊室的门离开，我感觉自己像飘浮在半空中，我居然又患了双相情感障碍！我只能不断对自己说："打起精神来，好好走路。"

虽然我对抑郁症已经有了很深的了解，但对双相情感障碍却并非如此。躁狂症状就类似人们所说的"疯掉了"，重度躁狂的症状与精神分裂症的症状也相似，这让我产生了抵触情绪，躁狂的典型症状是妄想和幻听。例如，因过度自信会产生"那个人喜欢我"或者"我是天才"的想法，这就是妄想。

双相情感障碍分为双相Ⅰ型障碍和双相Ⅱ型障碍。双相Ⅰ型障碍是躁狂和抑郁交替发作；双相Ⅱ型障碍是轻度躁狂与抑郁交替发作。我属于双相Ⅱ型障碍，我的症状并没有对日常生活造成重大影响。

在我停止服用抗抑郁药2个月后，我感到躁狂的症状渐渐消失了，但又变得食欲不振，身体沉重，很难起床。楼下的男人仍然抽烟，而我已然没有了回应的力气，只能默默关上阳台和厕所的门。躁狂持续很久以后，我反而更喜欢抑郁，似乎是一种旅行结束后回到家里的舒适感。

我拖着沉重的身子去了医院，哭着告诉医生我没有食欲，干什么都提不起精神。医生说在躁狂好转后感到的抑郁会比以往更加严重，他建议我再次开始服用抗抑郁药。他还说，即使抑郁的程度相同，但心理的落差也会很大，就好比手上有100万元，突然只剩下了1万元，这时的心理落差远大于手上有10万元而最后只剩下1万元时所产生的心理落差。我想摆脱抑郁，但我更不想返回躁狂。即使医生听了我的话会觉得奇怪，我也还是说了出来。

"医生，可是我觉得抑郁状态更好，我能不吃抗抑郁药吗？"

医生并没有对我的问题感到吃惊。他说很多抑郁症患者会觉得在轻微的抑郁状态下感觉更舒服。如果没有抑郁症的人感到的抑郁感是0，那么我在抑郁感是1或2时才感到舒适。在目前的情况下，我相信医生的判断，服用抗抑郁药并不会造成躁狂再发。隔了很久后，我又开始服用抗抑郁药。

我在那天对医生说："我相信您，医生。"虽然是对医生说的话，但实际上也是对自己说的。我又能怎么办呢？这是我第一次对医生说这样的话。但我并没有马上服用抗抑郁药，因为我对躁狂极度恐惧。

　　2周以后，我开始服用抗抑郁药，因为我已经感到抑郁了，如果因为担心躁狂症状的出现就不吃药，这种行为是愚蠢的。正如医生所说，躁狂的症状并没有出现，我害怕的事情并未发生。我现在既不是轻度抑郁，也不是重度抑郁，而是将抑郁感保持在1到2。

　　我并没有告诉身边的人我患了双相情感障碍，因为担心他们把我看成精神病患者，或者把我当成疯子。我意识到，不是别人对双相情感障碍有偏见，而是我自己有偏见。我可以承担后果吗？家人能接受吗？我写的新闻报道会不会被人觉得很奇怪？但是如果不向前迈出第一步，就无法前进。当初，我刚刚患抑郁症时，我也觉得难以启齿，但现在已经觉得没什么了，既然我能一步一步克服抑郁症，我相信，我的双相情感障碍也一定会有所好转。

　　这本书就是我向前迈出的第一步。